정신 건강론

Mental Health

설 진 화

양 성 원

머리말

본서를 저술하면서 그 중요성에도 불구하고 사회복지학과의 교과과정에서 애매한 위치를 차지하고 있는 정신건강론의 위상에 대해서 다시 한 번 생각하게 되었다. 사실 저자는 태어나서 사회복지학을 전공하게 된 것과 정신건강에 대한 관심으로 나름대로 공부했던 것을 가장 큰 행운이라고 생각하고 있다. 사회복지학을 전공하면서 세상 살아가는 어려움을 어느 정도는 알 것 같았고, 정신건강에 대한 공부를 하면서 정신장애와 그에 대한 편견으로 고통 받고 있는 사람들의 어려움을 어느 정도는 알 수 있었다. 그 중에서도 첫째, 편견과 선입관이 만들어낸 세상은 사회복지와는 전혀 다른 세상이라는 것을 알 수 있었다는 것과, 둘째, 나 자신의 편견과 선입관을 어느 정도는 알려고 노력하고 있으며, 나 자신의 정신건강에 많은 관심을 갖게 되었다는 것 등은 나에게는 가장 중요한 재산일 것이다. 물론 저자도 인간인지라 많은 실수와 시행착오를 겪었으며, 지금도 더 많은 실수와 시행착오를 겪고 있다.

이러한 이유로 본서는 정신장애에 대한 편견을 최소화하고자 노력하였다. 즉, 본서에서는 환자라는 용어를 본문에서 사용하지 않았다. 그 외에도 가능한 병리적인 개념이 강한 용어보다는 긍정적인 개념이 강한 용어를 사용하고자 노력하였다. 물론 학문의 특성상 어려운 의학 용어들과 내용이 많이 사용되었지만, 타 전문직과의 의사소통을 위해서는 필수적인 것이라 생각된다.

본서는 다음과 같이 구성하였다.

I부에서는 정신건강에 대한 이해를 목적으로 정신건강의 개념, 정상과 비정상, 정신건강론의 발달과정, 정신건강에 영향을 미치는 요인 등을 살펴보았다. 정신건강론을 배우는 학생, 특히 사회복지학을 전공하는 학생들에게 정상과 비정상의 기준을 명확하게 심어 줄 필요가 있어 정상과 비정상에 대한 저자의 견해를 아주 간단하게 언급하였다.

II부에서는 정신건강과 적응이라는 주제로 적응과 적응기제 / 방어기제, 스트레스, 정신병리를 살펴보았다. 방어기제에 대한 예와 설명을 쉽게 하려고 노력하였으며, 정신건강의 위험신호인 스트레스를 살펴보고, 모든 사람들이 조금씩은 가지고 있는 정신장애에 대한 편견을 해소하기 위한 목적으로 정신병리에 대한 내용도 상세히 살펴보았다.

III부에서는 정신장애에 대한 진단에 대해 살펴보고, 다양한 정신장애 중에서도 일반적인 사회복지실천의 현장에서 사회복지사들이 다루는 내용들을 중심으로 살펴보았다. 즉, 정신보건전문기관이나 시설로 의뢰하지 않고 장애인복지기관이나 시설, 노인복지기관이나 시설에서 직접 다루어야 하는 지적장애, 자폐성장애, 그리고 최근에 인지증이라 불리는 치매 등을 살펴보았고, 장애인복지법에 의한 장애의 범주에 포함되는 정신분열병, 기분장애 등의 정신장애를 살펴보았다. 또한, 주변에서 흔하게 접할 수 있고, 우리나라의 사회문화적인 가치기준이 허용적이라 그 심각성에도 불구하고 심각한 정신장애로 인식하기 어려운 알코올 사용 장애에 대해 살펴보았다.

본서는 정신보건사회복지론, 사회복지실천론, 사회복지실천기술론 등과 같은 관련 교과목과 겹치지 않는 내용을 중심으로, 한 학기 강의 분량에 알맞게 구성하였다. 본서의 미흡하고 부족한 부분들은 많은 분들의 관심과 지도로 보완될 수 있을 것으로 생각되어 적극적인 지도 편달을 부탁드리며, 정신장애에 대한 편견을 가지지 않기를 바라는 저자의 마음을 전하고 싶다.

끝으로 본서의 출판을 맡아준 양성원 강철원 사장님과 관계자 분들께 감사드린다.

2016년 1월 저자

목 차

제 II 부 정신건강과 적응

제 III 부 정신건강과 정신장애

제 I 부

정신건강의 이해

제1장 정신건강의 개념

제2장 정상과 비정상

제3장 정신건강론의 발달과정

제4장 정신건강에 영향을 미치는 요인

CHAPTER 01

정신건강의 개념

1. 정신건강의 일반적 정의

건강이란 주관적인 경험이기 때문에 정신건강에 대한 다양한 정의들도 주관적이고 상대적이다. 또한 신체적, 사회적, 도덕적 건강 등 다양한 측면을 고려해야 하는 전체적인 개념으로 파악되어야 한다.

정신건강(정신보건, mental health)이란 용어는 과거에 많이 사용되었던 정신위생(mental hygiene)이란 용어와 혼용되어 사용된다. 그러나 모든 인간이 바라고 원하는 긍정적인 방향이 정신건강의 개념이라면, 이러한 정신건강을 획득하고 유지하기 위해 최적의 적응과 원만한 대인관계를 유지해 나가는 적극적이고 실천적인 자세와 행동을 정신위생이라 할 수 있다. 따라서 정신건강은 이상적인 상태를 말하는 목적론적인 개념이고, 정신위생은 정신건강을 목적으로 하는 수단 또는 실천론적인 개념이다. 또한 '병에 걸리지 않는다.' 또는 '병에서 치료 · 회복되었다.'하는 것이 소극적 의미의 정신건강이라면 적극적 의미의 정신건강은 최상의 정신기능을 발휘하는 이상적인 상태라고 볼 수 있다.

이런 의미에서 볼 때, 정신건강이란 정신적으로 건강하지 못한 상태의 예방 및 치료하는 소극적인 측면과 정신적으로 건강한 상태의 유지 및 증진이라는 적극적인 면을 모두 갖고 있다는 것을 알 수 있다(조대경 외, 1994). 또한 정신건강의 요소에는 자기통제, 성장추구, 자아존중, 스트레스에 대한 대처와 환경에 대한 적응 및 지배가 포함된다. 이와 같은 맥락에서 정신건강을 '적응'과 같은 뜻으로 사용하기도 하고, 적응이란 말 대신에 '건전한 성격' 또는 '건강한 성격'이라는 말을 사용하기도 한다.

1946년에 제정된 유엔 세계보건기구(WHO)의 헌장 서문에서 정의한 건강의 개념을 연관 지어 정신건강의 개념을 살펴보면 다음과 같다. 세계보건기구의 헌장 서문에서는 "건강이란 단지 질병에 걸리거나 허약하지 않은 상태만이 아니라 신체적, 정신적, 사회적으로 완전히 행복하게 살 수 있는 상태"라고 건강을 정의하였다. 따라서 정신건강이란 "일상생활에서 언제나 독립적, 자주적으로 처리해 나갈 수 있고 질병에 대해 저항력이 있으며 원만한 가정생활과 사회생활을 영위할 수 있는 상태이자 정신적으로 성숙한 상태"를 말한다고 할 수 있다.

미국 정신위생위원회(National Committee for Mental Hygiene)의 보고서에서는 "정신건강이란 다만 정신적 질병에 걸려 있지 않은 상태만이 아니고 만족스러운 인간관계와 그것을 유지해 나갈 수 있는 능력을 의미한다."고 하였다. 이것은 '모든 종류의 개인적 · 사회적 적응을 포함하며, 어떠한 환경에도 대처해 나갈 수 있는 건전하고(wholesome), 균형 있고(balanced), 통일된(integrated), 성격(personality)의 발달'을 의미한다고 할 수 있다.

따라서 정신건강이란 "행복하고 만족하며 원하는 것을 성취하는 것 등의 안녕 상태" 또는 "정신적으로 병적인 증세가 없을 뿐 아니라, 자기 능력을 최대한 발휘하고 환경에 대한 적응력이 있으며, 자주적이고 건설적으로 자기의 생활을 처리해 나갈 수 있는 성숙한 인격체를 갖추고 있는 상태"를 말한다고 볼 수 있다.

또한 정신건강의 개념을 보다 정확하게 규정하기 위해서는 정신병(psychosis), 정신질환(mental illness), 정신장애(mental disorder) 등과 같은 유사 용어들의 개념을 구분할 필요가 있다(민성길 외, 2006 ; 이근후 외, 1995 ; 이정균 외, 2000).

1) 정신병

가장 널리 사용되는 용어로 정신적으로 이상이 있다고 생각되는 모든 것들을 지칭하는 포괄적인 의미로서, 비현실적이고 엉뚱한 이야기나 이상한 행동 등과 같은 특수한 증상을 가리키는 것으로 기질적(organic, 뇌손상으로 인하여 뇌가 제대로 기능하지 않아 사고, 행동, 감정에 이상 현상을 보이는 경우)이거나 기능적(functional, 그 원인이 분명하지는 않으나 사회적 역할이나 대인관계를 잘 못할 정도로 기능 수행이 안 되는 경우)인 증상을 일컫는 제한적인 의미를 지닌다. 기질적인 정신병으로서는 매독정신병과 같은 신체적 병리가 입증되는 경우이며, 기능적인 정신병은 정신분열병, 기분장애, 편집장애 등과 같이 기능의 손상은 있으나 아직까지 기질적인 원인이 밝혀지지 않고 있는 경우를 말한다.

2) 정신질환

질병의 개념을 강화시킨 용어로서 정신병적인 것과 신경증적(neurotic)인 것 모두를 포함하는 의미이다. DSM-IV(미국 정신장애의 진단 및 통계편람)에서는 정신증과 신경증을 구분하는 가장 중요한 기준으로 현실검증 능력의 유무를 들고 있다. 따라서 정신병이란 용어는 사회적 기능과 자아기능의 심한 손상이란 의미로 사용된다.

DSM-IV에서는 신경증을 불안장애(Anxiety Disorder), 신체형장애(Somatation Disorder), 인위성장애(Factitious Disorder), 해리장애(Dissociative

Disorder), 감정부전장애(Dysthymic Disorder), 성기능 및 성 주체성 장애(Sexual and Gender Identity Disorder), 섭식장애(Eating Disorder), 수면장애(Sleep Disorder) 등으로 분류하였다.

3) 정신장애

정신병과 정신질환의 개념을 포괄하는 가장 넓은 의미의 개념으로서 사고, 감정 및 행동이 병리학적으로 특징지어지는 장애를 말한다. 정신질환과는 달리 질병 자체의 활발한 진행 외에도 질병으로 인한 기타 기능의 손상 즉, 장애까지도 포함한다. 따라서 질병의 증상이 완화된 이후에도 그 후유증으로 인하여 질병 이전의 상태로 회복되지 못하는 경우가 해당되며, 만성정신장애(Chronic Mental Disorder)가 그 예이다.

정신장애는 크게 정신질환과 정신지체(지적장애, mental retardation)로 구분된다. 정신질환은 과거에는 건강하였으나, 나중에 질병으로 인한 병세가 나타난 것을 의미하며, 정신지체란 출생 시, 혹은 어릴 때부터 지적능력의 결손이 나타나 발달과정에서도 지적 결손이 뒤따르고 나이에 맞는 정상적인 사회적 역할을 수행하는 데 어려움을 나타내는 경우를 말한다.

우리나라의 경우, 장애인복지법에서는 정신장애인이란 지속적인 정신분열병, 분열형 정동장애, 양극성 정동장애 및 반복성 우울장애로 인한 기능 및 능력 장애로 인하여 일상생활 혹은 사회생활을 영위하기 위한 기능 수행에 현저한 제한을 받아 도움이 필요한 사람으로 정의하고 있다. 또한 만성정신장애인이란 어떤 정신적 또는 정서적 장애와 더불어 일상생활, 즉 위생 및 자기보호, 대인관계, 사회적 교류, 학습과 여가활동 중 세 가지 이상의 측면에서 기능적 능력의 발달과 경제적 자립을 저해하는 만성적인 장애를 지니고 있는 사람을 말한다. 장애인고용촉진 및 직업재활법에서는 정신장애인을 장애인의 범주에 포함하고 있으며, 정신장애인의 의료 및 사회복귀에 관한 사항을 규정하는 정신보건법에서는 정신장애를 기질적 정신병을 포함한 정신병, 인격장애, 알코올 및 약물중독 기타 비정신병적 정신장애를 가진 자로 정의하고 있다.

2. 정신건강에 대한 학자들의 견해

정신건강에 대한 개념을 정의한 학자들의 견해를 살펴보면 다음과 같다.

1) S. Freud의 견해

프로이드는 정신적으로 건강한 사람들은 사랑할 수 있고 일을 할 수 있는 능력을 가지고 있다고 보았다. 즉, 성격의 3대 구조인 원초아(id), 자아(ego), 초자아(super ego)의 세 영역이 균형 있게 조화를 이루고 있어서 어느 한편에도 치우치지 않으며, 자아가 충분히 강하여 본능과 현실을 잘 구분하고 조화와 적응을 이룰 수 있고 욕구와 갈등을 적절하게 해결할 수 있는 사람이라고 보았다.

또한 심리성욕발달(psychosexual development) 단계와 관련시켜 각 발달단계에서의 욕구가 충족되었을 때 정신적으로 건강한 사람이 된다고 보았으며, 특히 영유아기와 아동기 초기를 정신건강의 아주 중요한 시기로 강조하였다(박선환 외, 2008).

2) E. Erikson의 견해

에릭슨은 정신건강의 척도를 각 발달단계에서 습득되는 신뢰감의 형태에 따르는 것으로 보았다. 예를 들어, 아이들은 어른들이 과연 신뢰할 만한 가치가 있는 존재인가? 혹은 아닌가? 하는 것을 판단하게 되는데, 이 때 신뢰감에 위기가 있을 경우에는 그 위기를 성공적으로 해결해 나가야 한다. 그럴 경우 아이들은 자기 외의 다른 사람들에 대해 신뢰하는 방법들을 배우며, 자신의 욕구에 대해서도 적절히 대처해 나갈 수 있게 되고, 자신에 대해서도 신뢰를 하게 된다는 것이다. 그는 정신건강의 척도로써 신뢰감 외에도 자율성, 진취성, 근면성, 자아의 주체성, 친교(親交)능력, 생산능력 등을 들었다(이영호, 2007).

3) G.W. Allport의 견해

올포트는 정신적으로 건강한 사람은 무의식의 힘에 의한 통제나 지배를 받지 않으며 무의식적 갈등에 의해 조정되지 않는다고 하였다. 무의식의 힘은 신경증을 앓고 있는 사람의 행동에 중요한 영향을 미친다고 보았기 때문에, 정신적으로 건강한 사람은 이상적이고 의식적인 상태에서 기능을 수행하고 자기를 지배하는 힘들을 잘 알고 통제할 수 있다고 보았다. 즉, 정신적으로 건강한 사람은 지각과 인식이 효율적이고 정확한 것이 특징이며, 과거에 구속받지 않으며, 현재와 미래를 계획하고 추구한다고 보았다(홍준표 외, 2001).

4) H.S. Sullivan의 견해

설리반은 인간성격의 지배적인 주체를 인간관계로 보았다. 이처럼 성격을 인간관계 속에서 분석해낸 그는 성격이란 인간관계를 떠나서는 관찰될 수도, 연구될 수도 없는 것으로 보았다. 그리고 성격을 '인간 생활을 특징짓는 주기적인 인관관계의 비교적 지속적인 유형'이라고 정의하고 있다. 따라서 불안을 감소시키는 활동을 그 중요 역할로 보고, 그 역할의 에너지 체계를 성격이라고 설명하며 성숙하고 건전한 성격을 가진 사람은 통합적 사고 체계를 가지고 있기에 현실적으로 바람직한 행동을 한다고 보았다.

그는 정신적으로 건강한 사람은 타인과 현실적으로 통합적인 관계를 맺으며 행동한다고 보아 개인의 생활에 의미를 부여하고 동시에 타인에 대한 지각과 태도에 강조점을 두고 있다. 또한 궁극적인 만족과 안정은 정확한 지각과 자기 자신 및 타인에 대한 신념을 가질 때 이루어지는 것으로 보고 있다. 따라서 정신적으로 건강한 사람은 타인의 말을 경청하며 통합적인 사고체계를 통하여 관계를 유지하고 병리적 사고와 과거의 관계에 집착하지 않고 항상 헌신적으로 관계를 돈독히 하여 좋은 관계를 형성, 유지하는 행동을 한다는 것이다(류종훈, 2004).

5) 현상학적 이론가들의 견해

A.H. Maslow와 C.R. Rogers 등, 현상학적 이론가들은 정신건강의 초점을 심리적으로 건강한 개인의 기능에 두고 있다. 지금-여기(here and now)를 경험한 정신적으로 건강한 사람은 과거나 미래의 행동에 지나치게 얽매이지 않는다. 즉, 새로운 경험에 대해 보다 개방적이고 자신의 직관을 신뢰한다. 정신적으로 건강한 사람은 세계와 가치에 대한 자신의 지각에 도전해 보는 사고와 생활방식을 가지고 있다. 또한 자신의 내적인 장점을 믿고 자신의 충동을 두려워하지 않는다.

또한, 현상학적 이론가들은 정신적으로 건강한 사람은 자기실현이 가능한 사람으로 보고 다음과 같은 특성을 제시하였다(이영실 외, 2008).

-, 보다 적절한 현실 지각능력과 현실과의 관계를 갖고 있다.
-, 자신과 타인 그리고 현실을 수용할 수 있다.
-, 보다 자발적인 사고, 정서, 행동을 갖고 있다.
-, 문제 중심적이며 고도의 자율성을 갖고 있다.
-, 개인적인 생활에 충실하며 사회적인 공감대를 갖고 있다.
-, 인간에 대한 존경심과 유대감이 있고 적개심이 없다.
-, 사물에 대한 인식과 이해가 새롭다.
-, 도덕적이며 윤리적이고 조직적이다.
-, 친구나 사랑하는 사람들과 밀접한 관계를 갖고 있다.
-, 자연과 인생의 본질에 신비적인 경험을 갖고 있다.

3. 정신건강의 조건

정신건강의 평가 기준이 되는 조건에 대한 학자들의 견해를 살펴보면 다음과 같다.

1) M. Jahoda(1958)의 정신건강

(1) 자신에 대한 긍정적인 태도와 성장

정신적으로 건강한 사람은 자기 자신을 하나의 인간으로서 수용하고, 자신의 욕구와 행동 그리고 자신에 대한 객관적인 통찰력이 있어서 자기인식을 할 수 있다. 때로는 자아개념을 수정하기도 하며, 자아정체감을 가지고 있다.

(2) 성장 · 발달 그리고 자기실현(self-realization)

자신의 자아를 인정하고 성장 · 발달을 하려는 욕구를 가지고 있으며, 궁극적으로는 자기실현의 욕구를 갖고 있다.

(3) 통합력

정신적으로 균형이 잡혀 있고, 삶에 대한 통합적인 노력을 하며, 스트레스 상황에서도 항상 안정된 행동을 한다.

(4) 자율성

행동의 결정과정에서 자율적으로 행동하고 타율을 배척하면서, 독립적인 행동에 대해 스스로 통제하는 자율성을 보인다.

(5) 현실지각능력

정확한 현실지각능력과 현실에 대한 민감성을 갖추고 있어서 사물을 왜곡하지 않을 뿐만 아니라 타인에게도 보다 적절히 대응할 수 있으며, 자신의 감정을 적절히 주고받을 수 있다.

(6) 주변 환경의 지배

새로운 사람과 우정 관계를 이루고 만족한 집단생활을 하는 것 등으로 자기 주변의 환경을 지배한다. 또한 환경에의 적응능력 및 조정능력도 갖추고 있어서 사랑할 수 있는 능력과 효율적인 문제해결 능력을 갖추고 있다.

2) 조대경 외(1994)의 정신건강

(1) 자신과 타인을 존중할 줄 아는 인간에 대한 자세

정신적으로 건강한 사람은 자신이 사회집단에 수용된 구성원이라고 느낀다. 따라서 타인들을 좋아하며, 그들도 자신을 좋아한다고 생각한다. 따라서 정신건강은 대인관계에서의 관용과 칭찬 및 긍정적인 접근, 개인의 존엄성에 대한 인정 등과 깊은 연관이 있다.

(2) 자신과 타인의 장점과 한계에 대한 이해와 수용의 자세

정신적으로 건강한 사람은 현실을 분명하게 판단할 수 있고 그것을 수용할 수 있어야 한다. 모든 측면에서 완벽한 사람은 존재할 수 없다. 따라서 자신과 타인의 장점과 한계를 있는 그대로 받아들여 수용할 수 있어야 한다.

(3) 모든 행동에는 원인과 결과가 있음을 이해할 줄 아는 자세

정신적으로 건강한 사람은 자신의 행동이 자기 자신의 선택에 의한 것이고, 그 선택에 따른 책임 또한 자신에게 있다는 것을 잘 알기 때문에, 자신의 행동에 대한 원인과 결과를 남의 탓으로 돌리지 않는다.

(4) 자기실현에 대한 동기를 이해하고 끊임없이 노력하는 자세

모든 인간은 자신을 유지하고 자신의 한계 내에서 가능한 많은 것을 얻어내어 성장하려는 자기실현의 욕구를 가지고 있다. 정신적으로 건강한 사람은 이러한 자신의 욕구와 동기를 실현하기 위해서 끊임없이 노력한다.

3) V. Satir(1972)의 정신건강

(1) 자신이 뜻하지 않았던 잘못을 한 것을 깨달았을 때, 자신의 잘못된 행동을 사과한다.
(2) 비판하고 평가해야 할 상황에서는 공평하고 솔직하게 비판과 평가를 한다.
(3) 사람을 비난하는 것이 아니라 그 사람의 행동을 평가해야 할

경우, 그 평가에는 그 사람에게 제공해야 할 새로운 방향도 포함되어 있다.

(4) 강의나 설명, 방향 제시 등과 같이 지적인 이야기를 할 때에는, 상대방에게 정확한 단어로 말의 의미나 뜻을 전하며 동시에 현실을 수용하는 능력이 있다.

(5) 타인을 사랑하는 능력과 모든 사람들과 함께 할 수 있는 능력이 있다.

(6) 다른 사람과 대화를 할 때, 정확하게 설명하고 자연스러운 몸짓으로 자신의 감정을 잘 표현한다.

(7) 원만함, 충만함, 개방성 그리고 항상 생동감 있고, 활기가 넘치기 때문에 항상 상대방을 신뢰하고, 상대방이 그로 인해 즐거우며 살아있는 느낌을 준다.

(8) 일상생활에 지쳤을 때, 이를 해소할 수 있는 삶의 지혜를 가지고 있고 가족과의 융화와 분화를 적절히 잘 사용하여 원만한 인간관계를 유지하며, 책임을 맡고 자율적인 행동을 한다.

4) G.W. Allport(1965)의 정신건강

정신과 의사들이 보편적으로 강조하는 정신건강의 조건을 다음과 같이 열 가지로 요약 · 정리하였다.

(1) 유쾌함과 즐거움을 누릴 수 있다.

(2) 낙관적이고 평온함이 있다.

(3) 일을 즐기는 능력이 있다.

(4) 놀이를 즐기는 능력이 있다.

(5) 사랑할 수 있는 능력이 있다.

(6) 설정한 목표를 달성할 수 있다.

(7) 감정을 극단적으로 표현하지 않는다.

(8) 자기통찰력이 있다.

(9) 상황에 따라 적절하게 반응한다.

(10) 사회적 책임이 강하다.

CHAPTER 02

정상과 비정상

정신적으로 건강하다는 것과 건강하지 않다는 것을 명확한 한계를 설정하여 구분 짓는 것은 어려운 일이다. 현대사회에서 건강의 개념은 신체적 · 정신적 · 정서적 · 사회적 측면뿐만 아니라 더 나아가서 가치적 · 윤리적 측면까지도 고려하여, 주변 환경에 잘 적응하면서 개인의 전인적인 능력을 유지 · 향상시키면서 최대로 발휘할 수 있는 상태를 뜻하는 광의의 개념으로 발전하였다.

일반적으로 건강 또는 정상(normal)이라는 말은 건강하지 않은 상태, 장애(disability) 또는 비정상(이상, abnormal)과 반대되는 개념으로 사용되는 말이지만, 그 경계는 명확하지 않기 때문에 다양한 관점에서 보다 본질적이고 가치적이면서 기능적인 수준이 동시에 고려되어야 한다.

1. 정 상

정신의학(행동과학)에서는 정신적으로 정상과 비정상을 말할 때, 정신적으로 건강한 사람, 즉 정상을 크게 4가지 관점에서 바라본 D. Offer와 M. Sabshin(1966)의 4가지 개념을 상호보완적으로 통합하여 적용한다.

1) 건강하면 정상이다

이것은 기본적으로 건강과 질병에 대한 정신의학적 접근이다. 대부분의 의사들은 정신적 정상과 신체적 건강은 동등하고 건강은 대부분 일반적인 현상이라는 견해를 가지고 있다. 행동은 명백한 정신병리가 존재하지 않을 때 정상범위 내에 있다고 가정된다. 모든 행동이 척도(scale)에 적용된다면, 정상은 연속연상에 대부분을 차지할 것이고, 비정상은 나머지 작은 부분을 차지할 것이다.

정상의 이러한 정의는 의사에게는 고통, 불안, 우울, 불면 등과 같은 병적인 호소와 증상이 없는 것은 건강한 것이다. 다른 말로, 건강은 기능적으로 적절한 상태라기보다는 적당한 것으로 표현할 수 있다.

2) 성격의 이상적인 상태와 조화가 정상이다

가장 이상적인 의미로서의 정상은 원초아(id), 자아(ego), 초자아(super ego) 등의 정신구조들이 잘 조화를 이루어 자신의 욕구를 큰 좌절 없이 충족하는 상태로서 그 기능이 최고조에 도달한 것을 말한다. 정신과의사나 정신분석가가 이상적인 인간에 대해 말할 때나 그들이 자신의 성공적인 치료를 위한 기준을 논의할 때 이러한 정의가 사용된다.

3) 평균(보통)이 정상이다

통계학적인 평균에 속하는 것이 정상이다. 특정 행동이나 사안에 대해서 수학적인 정상분포도를 적용하여 절대다수의 사람들이 해당되는 평균에 위치하게 되면 정상으로 판단하고, 양 극단에 위치하게 되면 비정상으로 간주하는 것이다. 즉, 기분이 너무 지나치게 좋은 것도 조증(manic)으로 비정상이고, 기분이 지나치게 가라앉은 것도 우울(depression)로 비정상이라고 보는 것이다.

4) 성장과 변화의 과정이 있어야 정상이다

인간은 발달단계에 따라 성장하고 변화해야 정상이라는 개념이다. 즉, 퇴행(regression)이 일어나면 비정상이라는 것이다. 발달단계이론에서 보는 것으로써, 어떤 발달단계에서 해결해야 할 과제를 성공적으로 수행함으로써 그 다음 단계로 발달해 나갈 수 있다. 이러한 과정이 정상적인 것이고, 이러한 과정에 문제가 없을 때 정상이라는 것이다.

2. 비정상

특정한 하나의 증상을 보인다고 해서 비정상이라고 단정 지을 수는 없다. 실제로는 그 증상의 정도와 지속 기간 등과 같이 증상의 차이에 따라 정상과 비정상을 구분해야 할 것이다. 정신적으로 정상의 범주를 벗어났다고 판단되는 사람들은 일반적으로 전체 인구의 약 10%를 차지하는데, 의학적인 측면에서 정신적으로 비정상인 사람들의 특징은 다음과 같다(임창재, 2006).

- 현실감이 없다.
- 변화에 잘 적응하지 못한다.
- 자율성이 거의 없다.
- 스트레스를 잘 견디어내지 못한다.
- 다른 사람에 대한 배려가 거의 없다.
- 다른 사람과의 관계에서 만족을 잘하지 못한다.

- 다른 사람을 사랑할 줄 모른다.
- 생산적인 일을 거의 하지 않는다.

3. 정상과 비정상에 대한 임상적 관점

병원을 찾았을 때 기초 체온과 혈압을 체크하게 된다. 이는 체온과 혈압을 유지하는 것이 정상이며, 그렇지 못할 때는 비정상을 의미하기 때문에 평상시와 다른 점을 임상적 측면에서 발견하고자 하는 것이다. 병의 원인이 뚜렷하게 나타날 때도 있지만 정상적인 문제와 관련되었을 경우 병의 원인이 불명확할 수도 있고, 또 병의 원인이 동일하다 하더라도 그 증상은 다르게 나타날 수도 있다. 인간의 정신적 이상에는 불안, 환각, 망상 혹은 반사회적 행동과 같이 증상이 뚜렷한 경우가 있는가 하면 병리학적으로 이상이 없는데도 기능적으로 어떤 증상이 나타나는 경우도 있으며, 시간의 흐름에 따라 그 증상이 변화하기도 하기 때문에 많은 어려움이 있다(임승권, 1995).

4. 정상과 비정상에 대한 사회문화적 관점

"로마에 가면 로마법을 따르라"는 격언에서도 느낄 수 있듯이 어떤 사회문화권에서는 지극히 정상적인 것들이 다른 사회문화권에서는 비정상적인 것으로 받아들여지는 경우가 흔히 있다. 그러나 정상과 비정상의 구분은 사회문화적 관점에 관계없이 일률적으로 적용하는 것에는 한계가 있다.

5. 정상과 비정상에 대한 통계학적 관점

지능, 신장, 체중 등과 같은 인간의 특성을 수량화했을 때, [그림 2-1]과 같은 정상분포도를 나타낸다.

통계학적인 관점에서 본다면, 정상분포도의 평균값 쪽에 밀집해 있는 곳인 중앙부분이 정상으로 분류되고, 분포가 희박한 좌, 우의 양쪽 끝이 비정상의 기준으로 분류된다. 통계적으로 많은 부분을 차지하고 있는 쪽을 평균으로 보는 것처럼 정상과 비정상을 구분한다.

많은 학자들은 첫째, 체중을 예로 들어 대다수의 현대 여성들은 많은 사람들이 밀집해 있는 평균 체중을 유지하기보다는 분포 상태가 희박한 저체중을 선호하고 있다는 점과, 둘째, 지능을 예로 들어 지능지수가 너무 높은 사람도 비정상으로 분류해야 한다는 점 등으로 통계학적인 관점에서 정상과 비정상을 결정짓는 것에는 한계가 있다고 주장한다.

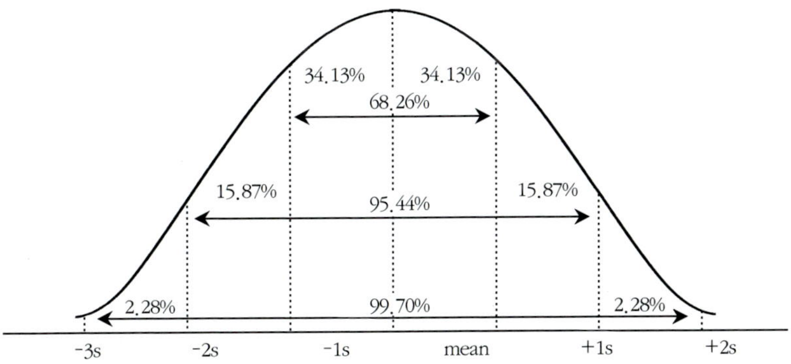

[그림 2-1] 정상분포도

그러나 첫째, 대다수의 현대 여성들이 선호하는 저체중은 각 개인의 실제 체중이 아니며, 그 개인의 관념 속에 존재하는 이상적인 목표 또는 상태일 뿐이다. 또한 저체중을 정상분포도의 좌, 우 어느 쪽에 놓아야 할 것인지 판단하기가 애매하다. 둘째, 갈릴레오나 코페르니쿠스와 같이 지능지수가 높았던 천재들도 시대에 따라서 또는 사회문화적인 가치기준에 따라서 비정상으로 분류되었던 역사적인 예와, 베토벤, 차이코프스키, 고호, 괴테, 이상 등 뛰어난 지능과 재능을 지닌 천재들의 기행이나 광기를 승화(sublimation)라는 방어기제 외에는 달리 설명할 수 없다는 점을 생각한다면 정상과 비정상이란 개념은 정상의 범주에 속한 절대다수가 어떻게 생각하고 받아들이느냐에 따라 좌우된다고 보아도 별 무리가 없을 것이다.

결론적으로 장애나 비정상이 그 개인이 지닌 하나의 특성으로 인정받지 못하고 사회의 주류에 속하지 못하는 가장 큰 이유가 정상집단 즉, 절대다수의 무지에서 나온 횡포(橫暴)인 편견에 의한 결과라고 보아야 할 것이다.

정신장애에 대한 10가지 편견 바꾸기

보건복지가족부에서는 정신장애에 대한 그 편견을 바꾸기 위하여 다음과 같이 '**정신장애에 대한 10가지 편견 바꾸기**'를 제정하였고, 여기서는 정신장애에 대한 편견 해소를 위해 가능한 원문 그대로 인용하였다.

1) 위험하고 사고를 일으킨다.

정신장애인은 '무섭다, 겁난다, 위험하다'고 생각합니다. 실제 피해를 경험해서가 아닙니다. 정신장애인을 접해 본 적이 없는 사람일수록 두려움이 많고 위험하다고 느낍니다. 이런 편견이 그들을 멀리하고 자신의 그릇된 생각을 바꿀 기회를 갖지 못하게 합니다. 전문가들은 그들이 대부분 온순하며, 범죄율이 일반인보다 더 낮다는 사실을 알고 있습니다.

그럼에도 매스컴이 종종 그들은 위험하다고 믿게 만듭니다. 범죄사건이 일어나면 '우범자 또는 정신장애인의 소행일 가능성'으로 보도합니다. 아무 이유 없이 우범자와 동격으로 취급됩니다. 공포영화에서도 정신장애인은 단골 주인공이 되어 우리와 전혀 다른 존재로 묘사됩니다. 이러한 왜곡된 정보를 자주 접하면 그것이 사실인 듯 착각하게 됩니다.

그러나 정신장애는 투약관리만 제대로 해도 거의 위험하지 않습니다. 정말 위험한 것은 우리의 편견입니다. 우리의 편견이 주는 마음의 상처가 심각합니다. 두려움을 극복하는 길은 피하지 않고 오히려 따뜻한 관심과 대화를 나누는 일입니다.

2) 격리 수용해야 한다.

'정신장애'하면 쇠창살이 있는 수용소를 연상하기 쉽습니다. 그 곳에 격리 수용하는 것을 당연시 했습니다. 그래야 치료할 약도, 충분한 관리 인력도 없던 시절에 그나마 정신장애인을 안전하고 손쉽게 관리할 수 있었기 때문입니다. 자살이나 사고를 방지하기 위해 쇠창살을 치고 문을 잠그고 개인 소지품마저 지니지 못하게 하기도 했습니다.

지금은 시설환경과 처우가 많이 개선되어 인권침해 문제는 상당히 해소되었습니다. 비록 이런 곳에서 치료받더라도 장기간 격리하면 사회적응능력이 떨어져 결국 사회복귀가 어려워집니다. 그래서 가급적 시설에 격리 수용하지 말고 개방적인 지역사회에서 치료·재활시키려는 것입니다.

물론 증상이 심하면 가정에 있기보다 잠시 입원시킬 필요가 있습니다. 그러나 지나친 입원은 안 됩니다. 일단 심한 증상이 가라앉으면 통원치료를 하며 사회생활을 병행하고 사회생활에 어려움이 있다면 재활치료를 받아 사회적응능력을 높여야 합니다. 이를 위해 의료기관에서는 낮 병원, 보건소에서는 정신보건센터, 지역사회에서는 사회복귀시설을 설치・운영하고 있습니다.

3) 낫지 않는 병이다.

과거에는 정신장애에 걸리면 잘 낫지 않았습니다. 입원과 퇴원을 수없이 반복하고 굿도 해보고 좋다는 약 다 먹여도 별 효과가 없었습니다. 가산을 탕진하고 집안의 혼사가 막혀 집안 전체가 곤경에 처하는 경우도 허다했습니다. 이런 이유로 정신장애는 불치병이고 그 집은 패가망신한다고 했습니다.

오늘날 정신장애는 뇌질환이라고 합니다. 대부분의 정신장애는 뇌신경 자체의 변형이 아니고 뇌신경 세포 사이의 신경전달물질이 지나치게 많이 또는 적게 분비되어 생각과 감정에 문제가 생긴 것입니다. 그래서 신경전달물질의 양을 조절하기 위해 약물치료를 하게 됩니다.

최근에는 부작용이 적으면서 약효가 뛰어난 약물이 속속 개발되고 있어 치료하기가 수월해졌습니다. 아직까지 만성화되기 쉬운 병이라서 약물을 비교적 장기간 복용하는 단점이 있지만 낫지 않는다는 뜻은 아닙니다. 안정과 악화가 반복되면서 서서히 좋아지다 보니 이를 참지 못하고 약물복용을 중단하거나 다른 방법들을 찾다가 돈과 시간만 낭비하고 병의 만성화를 초래합니다.

4) 유전된다.

유전이란 의학적으로 피해갈 수 없이 대대로 이어가는 것을 말합니다. 정신장애가 차라리 유전질환이라면 치료대책은 오히려 단순해집니다. 또한 유전이라면 정신장애인은 아무래도 결혼이나 출산율이 떨어지기 때문에 지금쯤은 정신장애가 거의 없어져야 하는데 동서고금을 통해 유병률이 비슷하게 유지되는 것을 보면 유전으로만 볼 수 없습니다.

지금까지 정신장애 중에서 색맹이나 혈우병처럼 명백히 유전으로 확인된 병은 없습니다. 다만, 다소의 유전적 경향성이 있다고 보는데 이것은 가족 중에 누가 정신장애를 앓게 되면 나머지 가족이나 자손도 이 병이 나타날 가능성이 다소 높아진다는 뜻입니다.

이런 유전 경향성은 당뇨병・심장질환・암도 마찬가지입니다. 이것 때문에 부모가 죄인처럼 살아갈 필요는 없습니다. 한 핏줄이 아님에도 함께 살다보면 서로 닮아가는 부부와 같이 정신장애도 유전 때문만은 아니고 같은 환경에서 생활하다 보면 서로 영향을 주고받을 수는 있습니다.

5) 특별한 사람이 걸리는 병이다.

흔히 정신장애는 자신과 아무 상관이 없다고 생각합니다. 가족이나 주변에도 없고 일어나지도 않을 것이라고 믿습니다. 그러나 열 명 중 세 명은 평생에 한번쯤 정신장애에 걸리고 미국·일본의 경우 연간 정신병 치료 유병률이 7~10%나 됩니다. 그렇다면 결코 드문 병이 아닙니다. 실제 우리는 매일 이들을 만나며 살고 있습니다. 증상이 심하지 않으면 대부분 알아차리지 못하거나 가까운 사이조차 편견이 두려워 병을 숨기다보니 그 사실을 알지 못할 뿐입니다.

우리는 그들을 나와 다른 사람으로 생각합니다. 그 집에는 문제가 많으며, 정신장애인은 성격적 결함이 있고, 가까이 하면 정신장애에 걸린다고까지 생각합니다.

정신장애는 당뇨병이나 고혈압, 위장병처럼 비교적 흔한 병입니다. 위장이나 간에 탈이 나서 내과 치료를 받듯이 뇌가 탈이 나서 정신과 치료를 받는 것도 흉이 될 수 없습니다. 그들을 질적으로 다른 사람처럼 생각하는 것은 편견입니다. 정신장애인과 그 가족은 병으로 인한 고통 이에도 이웃의 무관심과 냉대, 따가운 시선 때문에 더 많은 고통을 받고 있습니다.

6) 이상한 행동만 한다.

우리는 정신장애를 겪는 사람의 부적절한 행동을 볼 때가 있습니다. 그러나 모든 정신장애인이 부적절한 행동을 하는 것은 아니며 부적절한 행동을 하는 정신장애인이라도 언제나 그런 것은 아닙니다. 부적절한 행동은 불안할 때나 병이 심해졌을 때 잠깐 잠깐 나타납니다. 물론 치료가 시작되어 안정되면 부적절한 행동은 거의 나타나지 않습니다.

그러나 우리는 정신장애인이 부적절한 행동을 하는 것을 한두 번 보고나면 자칫 그의 습관이나 적절한 의사표현과 행동까지도 모두 이상하다고 여기는 경향이 있습니다. 정신장애를 겪는 사람은 언제나 부적절한 행동을 할 것이라는 편견 때문입니다.

정신장애인이 아닌 사람들도 당황하거나 긴장하게 되면 부적절한 행동을 보이고 이해하기 어려운 일을 하는 경우를 흔히 봅니다. 우리는 정신장애인의 모든 행동을 병적 증상으로 보지 말고 정신장애인이 실수를 해도 비웃지 않아야 합니다.

7) 대인관계가 어렵다.

정신장애를 겪는 사람은 조용하고 내성적이며 소극적인 성격을 지닌 사람이 많습니다. 그러나 활발하고 쾌활한 성격을 지닌 사람도 정신장애에 걸립니다. 또한, 정신장애인들이 혼자 지내기를 좋아하는 것처럼 보이나 이것은 병으로 인한 열등감·불안감 때문이며 실제는 만날 친구가 없어서이기도 합니다. 그들은 보통사람과 똑같이 사람을 사귀고 싶어 하고, 친구를 원하며 애인과 데이트하고 싶어 하고 결혼생활을 원합니다.

흔히 오해하기를 정신장애가 있는 사람은 자기만의 세계 속에 살고 있기 때문에 다른 사람과 어울려 지내기가 어렵고 혼자 지낼 수밖에 없다고 생각합니다. 물론 병의 증상이 심할 때 자기 속으로 숨기도 하지만 오히려 그로부터 빠져 나오기 위해 대인관계를 필사적으로 원하고 있습니다. 그들에게는 남과의 대화가 세상을 접하며 건강을 회복하는 중요한 방법입니다. 우리가 멀리하기 때문에 그들이 혼자 있는 것이지 그들이 혼자 있기를 원해서는 아닙니다. 그들에게도 마음을 주고받을 수 있는 사람이 필요합니다.

8) 직장생활을 못한다.

직장인들이 정신장애 병력을 가진 사람에 대해 우선 불안과 거부감을 느낍니다. 그러나 정신장애를 경험한 사람도 우리와 같이 하는 모든 종류의 직업에 종사하고 있습니다. 그들이 직장생활을 못하는 것처럼 보이는 것은 정신장애를 극복하고 정상적인 직장생활을 하는 사람들마저 사회적 편견 때문에 자신의 병력을 감추기 때문입니다.

정신장애를 앓았다고 이미 가지고 있던 기능이 상실되지는 않습니다. 자동차 정비기술이 있었던 사람도 기술은 그대로이며 당구나 바둑급수가 정신장애 때문에 떨어지지도 않습니다. 물론 급성상태가 진행 중일 때는 기능 자체는 그대로이나 주의집중력과 의욕저하 등으로 기능이 잘 발휘되지 않는 경우는 있습니다.

또한, 기능 습득 전에 정신장애가 발병한 경우 직장생활을 위한 준비가 되지 않아 직업을 갖기 어려운 경우도 많습니다. 그러므로 정신병력 때문에 직장생활을 못한다는 생각은 잘못된 것입니다. 실제는 병 때문에 일을 못하는 것이 아니고 일할 기회를 갖지 못하기 때문에 병이 회복되지 않습니다.

9) 운전·운동을 못한다.

흔히 정신장애 병력을 가진 사람이 운전을 하게 되면 갑자기 무슨 사고라도 저지를지 모른다는 우려를 하게 됩니다. 이것은 편견입니다. 운전이나 운동 기능은 정신장애와 직접 상관이 없으며 정신장애 모두가 운동 기능에 장애를 가져오지도 않기 때문입니다.

입원 치료 중인 정신장애인이 뛰어난 운동솜씨를 보이거나 훈련하여 제법 운동실력을 갖추는 경우도 많습니다. 물론 운동신경을 요하는 직업훈련의 경우도 마찬가지입니다. 이들은 실수에 대한 두려움이 크기 때문에 오히려 운전이나 운동을 하더라도 더욱 조심하거나 아예 하려고 하지 않습니다.

정신장애가 있다고 해서 무조건 운전과 운동을 할 수 없다고 생각해서는 안 됩니다. 그렇다면 직장생활에서 스트레스에 시달리는 사람이나 우울 증세를 보이는 사람도 모두 제한해야 합니다. 이는 기본적으로 인권을 침해하는 심각한 문제가 될 수도 있습니다. 그러므로 급성 발병기나 상태가 악화된 경우 등 특수한 상황에서만 주의하고 제한되어야 할 것입니다.

10) 나보다 열등한 사람이다.

정신장애가 심할 때 일시적으로 어린아이처럼 퇴행된 행동을 보일 수 있습니다. 이러한 행동을 보고 '게으르다, 지능이 낮다, 매사에 남의 도움을 받아야 한다, 성격이 나약하다, 의지가 부족하다'고 하는 것은 정신장애인을 낮추어 보기 때문에 하는 말입니다. 그러나 정신장애로 지능이나 능력이 감소하지는 않습니다. 정신장애인들 중에는 영어를 유창하게 잘하는 사람도 있고 음악에 대단한 재능을 보이는 사람도 있습니다. 그들이 모든 측면에서 정신장애인이 된 것은 아닙니다. 정신장애로 어려움을 겪고 있는 몇몇 영역에서만 도움을 필요로 합니다.

사람은 고통을 겪으면서 성장하게 됩니다. 정신장애를 겪으면서 오히려 보통사람들이 갖지 못하는 생의 의미와 넓은 세계를 발견하고 있습니다. 정신장애인을 함부로 대하거나 어린애 다루듯 해서도 안 되며, 지나친 동정도 바람직하지 않습니다. 정신장애를 경험했으면서도 세계적으로 유명한 사람들 중에는 미국의 링컨 대통령, 영국의 처칠 수상, 작가 톨스토이, 화가 반 고흐, 음악가 베토벤, 과학자 뉴턴, 배우 비비안 리 등이 있습니다.

CHAPTER 03

정신건강론의 발달과정

정신건강론을 이해하기 위해서는 그 발달과정을 살펴보는 것이 도움이 된다(김혜련 외, 2001 ; 박선환 외, 2008 ; 임창재, 1997).

1. 탄생기

정신건강론의 발달과정은 정신건강과 밀접한 관련이 있는 정신의학의 발달과정을 통해 살펴볼 수 있다. 고대에서는 대부분의 경우 정신장애를 악마나 귀신의 장난, 신의 저주라고 생각하여 가혹하게 다루었고, 치료의 경우 초월적인 힘을 빌려서 굿, 주술, 부적, 귀신 쫓기 등 마술적 내지는 종교적 의식으로 이루어졌다. 또 한편으로는 고대문명에서 정신병에 대한 기록이나 두개골에 구멍을 뚫어 치료를 시도하는 등 정신장애를 과학적인 방법으로 접근한 근거가 있어 정신장애를 뇌의 병이나 병적 감정이나 성격이라고 보았음을 암시하고 있다.

그리스-로마시대에는 Hippocrates가 정신장애를 두뇌의 장애로 규정하였고, 치료는 특별한 음식 제공과 방혈(放血, bloodletting), 몇 가지 약물 사용 등을 권장함으로써 자연 상태에서의 신체와 똑같이 되도록 만들어주어야 한다는 과학적인 견해를 내세운 것이 중요한 계기가 되어 정신장애에 대한 관찰과 과학적 탐구가 시작되었다. 또한 그는 감각장애나 운동장애는 두부(頭部)의 손상과 밀접한 관련이 있으며, 현대 정신의학에 앞서 꿈의 분석이 그 사람의 성격을 이해하는 데에 도움이 된다고 주장하여 정신장애의 기질적 · 유전적 소인을 강조하기도 하였다.

Asclepiades는 정신장애가 감정의 장애 때문에 온다고 믿었으며, 정신장애를 급성과 만성으로 구분하고, 또 착각과 망상을 구분하였다. 특히 정신장애의 치료에서도 심리적인 방법을 주장했다. 또한 Soranus는 정신장애인에 대한 가혹한 치료가 도움이 되지 못한다고 주장하고, 비록 제한된 자유 속이지만, 정신장애인의 안정을 위한 목욕, 작업치료 등을 실시하였다.

중세에서는 계몽주의가 쇠퇴하고 고대와 마찬가지로 미신이 꽃을 피워 정신장애인을 악마를 숭배하는 배교자라 하여 종교재판에 의해 화형을 하였다.

15세기에 이르러 인간에 대한 존중사상이 널리 퍼지기 시작하면서 정신장애가 심리적 원인에 의해 생길 수 있다는 것과 정신기능도 자연적 법칙에 따른다는 견해가 나타나기 시작했다. 스위스의 정신의학자 Plater는 뇌의 손상이 정신장애를 일으키는 주원인이라고 하였다. 또한, 영국의 Sydenham은 기질적인 뇌손상이 히스테리의 원인이며, 여성에게만 발생하는 것이 아니고 남성에게도 발생한다고 하였다. Reil은 음악치료, 작업치료를 포함한 심리적 치료에 관심을 쏟았다.

스페인의 Jofre신부에 의해 1409년 바렌치아에 정신병원이 설립되었으며, 1545년에는 아동 정신장애인을 위한 수용시설이 설립되었다. 1547년 영국에 베들레헴 정신병원이 개원되어 정신장애인들을 수용하였으나, 정신장애인들은 쇠사슬에 묶여서 짚으로 만들어진 침대에 자야 했고, 병세가 약한 자들은 길거리에 나가 구걸하는 것이 허용되었다.

2. 형성기

18세기 후반에 계몽사상과 인본주의의 영향으로 정신장애에 대한 과학적인 연구와 접근이 시작되었다. 프랑스 파리의 비세뜨르 정신병원에 의사로 부임한 P. Pinel이 1793년 주위의 반대를 무릅쓰고 정신장애인들의 쇠사슬을 풀어주고, 도덕적이고 개방적인 치료를 시작하였다. 정신장애인들의 환경을 개선해주고, 친절하게 대해 주며, 농장에서 일할 수 있도록 하였으며, 신선한 공기, 깨끗한 환경, 작업요법과 산책을 권하고 무엇보다도 친절과 이해로 인도주의적 치료를 실시하였다. 그의 이러한 노력과 시도는 J. Esquirol에 의해 계승되어 프랑스 전역에 10개의 새로운 정신병원을 설립하였고, 인간적 · 도덕적 치료를 시작하였다. 또한 유럽과 미국에서도 Pinel의 영향을 받아 정신병원의 환경 개선과 인본주의에 기반을 둔 도덕적인 치료가 성행하였다.

19세기에 이르러서는 모든 질병의 연구에 있어서 임상적 및 병리학적 방법이 주류를 이루게 되었다. E. Kraepelin은 정신장애도 신체질환처럼 기술하고, 여러 정신장애에 대한 증상의 표현, 경과, 예후, 병리소견 등의 관점에서 연구하고 분류하여 병명을 붙이게 되었는데, 이를 기술적 정신의학(descriptive psychiatry)이라고 부르며 지금도 정신의학의 영역에서 통용되고 있다.

3. 확립기

20세기에 들어서면서 정신건강과 정신의학에 대한 연구는 눈부시게 발전하여 자연과학적 또는 의학적 접근이 꽃을 피웠다. 또한 이 시기에 의학적 접근에 대비되는, 정신의학의 제2차 혁명이라고 불리는 정신분석학이 태동하였다.

S. Freud, C.G. Jung, A. Adler, K. Honey, E. Erikson 등 정신분석학의 대표적인 학자들은 정신역동 모델의 창시를 주도하였으며, 그들에 의해 정신장애는 생물학적인 근원뿐만 아니라 무의식 · 정서적 근원, 사회문화적 환경에 기인한다는 점이 밝혀졌다. 특히 생후 초기의 경험과 발달, 부모의 양육방법과 가정환경 그리고 사회환경이 정신장애의 유발과 밀접한 관련이 있다는 것이 알려지면서 정신장애에 대한 과학적 연구, 인도주의적 치료 및 환경치료가 크게 발달하였다.

행동주의 심리학의 발전 또한 정신의학의 발전에 크게 공헌하였다. I. Pavlov와 B.F. Skinner 등은 학습이론을 발전시켰으며, J.B. Watson은 이를 임상 치료에 활용하였으며 행동수정 등으로서 현재 정신장애의 치료분야에서 큰 비중을 차지하고 있다.

그 이후의 정신건강의 발달과정은 미국의 정신위생운동과 지역사회정신건강운동으로 나누어 살펴보았다.

1) 정신위생운동

20세기 초의 정신위생운동(mental hygiene movement)은 정신장애로 3년간 정신병원에서 가혹한 체험을 한 C.W. Beers에 의해 주도된 개

혁적인 운동이다. 그는 1909년에 미국 정신위생위원회를 설립하여 정신장애인들에 대한 국민들의 관심을 불러일으켰다. Beers는 18세기 중반에 시설 내에서의 정신장애인의 삶을 향상시키기 위해 병원 내의 환경개선을 위해 노력하였다. 또한 정신위생운동은 병원 밖에서의 정신장애인 보호 즉, 지역사회에서의 정신장애인 보호라는 관심을 가짐으로써 새로운 전환점이 되었다.

자원봉사조직들은 기금마련과 인식개선 활동 등을 활발하게 전개하였으며, 그 결과 일반국민들은 정신장애와 정신건강을 하나의 연속선상으로 이해할 수 있게 되었다. 또한 정신장애의 심각한 문제를 줄이는 방법으로서 조기 발견과 조기 대응(치료)을 강조하였다.

처음에는 병원에서의 치료와 보호에 대한 공적인 관심에 초점을 두었고, 병원의 프로그램들은 전문정신병원과 종합병원 정신과로 확대되어 나갔다. 특히 W. James, A. Meyer 등 영향력 있는 정신건강 전문가인 정신과 의사들에게 영향을 미쳐 지역사회정신건강운동의 기초를 마련했다.

2) 지역사회정신건강운동

1950년대에 제 2차 세계대전을 경험한 정신과 의사들 사이에서 정신장애인들을 지역사회와 멀리 떨어진 대형 정신병원에서 입원치료시킬 것이 아니라 삶의 근거지가 되는 지역사회에서 치료를 해야 하며, 장기입원보다는 단기적인 지지와 치료 후 곧 사회로 복귀시키는 것이 가능하다는 생각을 가지게 되었다. 또한 1950년대 초기에 개발된 항정신병 약물로 인하여 과거에는 회복 불가능하다고 여겨지던 정신장애인들의 퇴원이 가능해지게 되었다. 이 외에도 정신장애인의 인권에 대한 자각, 지역사회 정신보건 관련 법률의 제정 등은 정신장애인의 탈시설화(deinstitutionalization)를 촉진하는 계기가 되었으며, 그 결과 지역사회에 기반을 둔 정신건강운동이 활발하게 전개되었다.

지역사회에서 이루어지는 모든 정신건강에 관련된 활동을 지역사회정신건강이라 말하며, 전통적인 정신건강 활동과 구분되는 특징들은 다음과 같다(Bloom, 1984).

- 수용 및 입원시설이 아닌 지역사회에서의 실천을 강조한다.
- 개인보다는 전체적인 지역사회 혹은 집단을 강조한다.
- 치료보다는 정신장애의 예방과 건강을 증진시키는 서비스를 강조한다.
- 서비스의 지속성과 포괄성 그리고 접근성을 강조한다.
- 직접적인 서비스보다는 자문과 같은 간접적인 서비스를 강조한다.
- 단기치료와 위기개입과 같은 신속하고 효과적이며 효율성이 높은 임상전략을 강조한다.
- 신중하고 현실적인 정신건강 프로그램의 계획을 강조한다.
- 병원 내의 의료 인력이 아닌 지역사회의 새로운 자원에 관심을 가진다.
- 지역사회와 깊은 연관을 맺게 되어 지역사회에 대한 기여도가 높다.
- 정신장애의 원인을 인간의 내적인 것에서만 찾기보다는 지역사회 전체를 살피고 확인하게 되어 관심 영역이 넓고 다양해졌다.

CHAPTER 04

정신건강에 영향을 미치는 요인

정신건강에 영향을 미치는 요인 즉, 정신장애의 원인은 크게 기질적 원인, 심리적 원인, 사회적 원인으로 나눌 수 있다. 내적 요인은 소인이라고 하는데, 유전적인 성향, 체질, 나이, 성, 인종 등 그 사람의 병에 걸릴 타고난 소질을 의미한다. 외적 요인은 어떤 생물학적 현상을 일으키는 원인이나 조건이 되는 요소로서 유발인자라고 하며, 기질적 요인, 심리적 요인, 사회문화적 요인 등이 포함된다(대한신경정신의학회, 2005 ; 민성길 외, 2006 ; 이정균 외, 2000).

1. 내적 요인 / 소인

1) 유전

유전(heredity)은 개인의 성향을 결정함으로써 개체가 환경과 상호작용하는 양상을 결정한다. 우성유전에 의해 생긴다고 보는 대표적인 신경정신장애로는 Huntington(헌팅턴)병[1]과 Mood Disorder(기분장애), Parkinson(파킨슨)병[2], pick(픽)병[3], 정신지체 등 몇 가지가 현재 보고되고 있고 열성유전에 의한다고 보는 것은 phenylketonuria(페닐케톤

1) 유전적이며 진행성인 질병으로서 불수의 운동과 치매가 나타나는 것이 특징.
2) 신경계의 진행성 퇴행성 질환의 하나.
3) 45~50세 사이 여성에서 더 많이 발생하는 뇌의 퇴행성 질환.

뇨증)[4], Wilson(윌슨)[5]병 등이며, 다중적인 인자 유전으로서는 지능, 성격, 기질 등이 해당된다고 본다. 그러나 대체로 정신장애가 유전 요인 하나로만 발병되지는 않으며, 병 자체가 유전된다기보다는 그 병에 걸릴 소질이 유전되는 경우가 많다고 보아야 할 것이다.

2) 체질

체질(constitution)은 유전과 출산 전후의 여러 영향에 의해 결정되는데, 이후 사회적 관계 속에서 학습을 통해 다소 변화한다. 특히 신생아의 수면습관, 과민성, 과도한 울기 등 감수성은 체질과 관련이 있는 것으로 연구되고 있다. 중요한 체질적인 요인으로서는 체격, 기질 및 신체생리학적 측면들이며, 이러한 요인들이 어떤 정신질환과 관련이 있는지 그 인과관계에 대해 정확하게 밝혀진 것은 없다.

3) 나이

정신장애는 나이에 따라 쉽게 발병하는 시기가 있다. 대체로 여자의 경우 사춘기, 결혼 및 출산과 관련된 시기, 갱년기에, 남자는 사춘기, 학교를 졸업한 후 취업과 관련된 시기, 퇴직과 관련된 노년기에 발병을 많이 하는 것으로 알려져 있다.

4) 상염색체 열성유전으로 일어나는 대사질환. 페닐알라닌을 수산화하는 효소가 극히 감소됨으로써 생김. 치료받지 않을 경우 지능지수 20 이하.

5) 간이나 뇌에 구리[銅]가 이상축적을 하여 간경변, 대뇌기저핵의 변성, 각막 가장자리에 녹갈색의 고리 모양이 생기는 병.

4) 성

성별에 따라 정신질환의 빈도에 차이가 있다. 남자에게서 진행성 마비, 알코올 정신병, 외상성(traumatic) 정신병, 간질과 동맥경화증에 관련된 뇌증후군 등이 많은 반면, 여자에게는 조울 정신병, 퇴행기 우울증, 편집증, 신체형장애 등 기분장애와 관련된 정신질환이 많다. 그리고 정신분열병의 발병은 남녀가 비슷하다.

5) 인종

과거에는 흑인이나 소수 민족, 이민자들에게 폭력, 편집증, 약물남용, 우울증 등 정신질환이 많다는 연구가 있었다. 그러나 최근에는 사회경제적 여건, 공중위생, 교육 등에서의 차이라든가, 새로운 사회에 대한 적응문제, 인종 간의 갈등 문제 등과 그에 따른 공격성, 분노, 열등감 등 환경적인 문제가 더 큰 이유라는 관점이 지배적이다.

2. 기질적 요인

출생 전 · 후의 뇌에 영향을 미치는 모든 질병과 자동차 사고나 산업재해 등의 외상, 감염, 독성물질은 기질성 정신장애를 야기할 수 있다.

임신 중, 산모나 태아에게 부정적인 영향을 미치는 질병과 그 치료를 위한 약물, 감염, 중독 등은 심각한 기질성 정신장애를 초래하는 경우가 많으며, 출산 후, 또는 임신 중이 아닌 모든 사람에게도 의약품이나, 약물, 알코올의 중독, 그리고 인체에 축적되어 장애를 일으키는 화학적 중금속이 체내에 과다하게 축적되거나, 일정한 물질에 의하여 중독의 현상을 일으키면 신체적 손상뿐만 아니라, 정신장애를 일으키는 원인이 된다.

내분비선의 장애는 외모의 변화에 의해 신체상(body image) 등 정신기능과 인격에도 영향을 미칠 수 있다. 그러나 내분비선의 장애가 어느 정도의 영향을 미치며, 생물학적인 변화가 왜 일어나며 이것이 어떠한 역할을 하는지는 아직도 잘 아는 바 없다. 내분비선을 이해하는 데 가장 큰 어려움은 각 기관의 상관관계의 복합성 때문이다. 내분비 호르몬은 상관적으로 중추신경에 많은 영향을 준다. 그러므로 내분비장애의 원인일 수도, 결과일 수도 있는 것이다.

수면박탈과 감각박탈 그리고 꿈의 박탈 등은 불쾌감, 주의력 감퇴, 분노, 혼돈, 신체적 · 생리적 장애, 착각, 환각, 지남력장애 등과 같은 심각한 장애를 남긴다. 산소결핍과 일산화탄소 중독, 과도한 경기, 중독, 경련 등은 뇌에 산소공급을 방해하여 심각한 뇌손상과 행동장애를 일으킬 수 있고, 굶주림과 각종 영양소의 부족은 발달장애, 정신지체, 기타 여러 종류의 뇌증후군을 불러일으킨다.

3. 심리적 요인

개인의 본능적 충동과 그에 관련된 감정들이 정신장애의 원인이 된다. 그러나 내적인 본능적 충동들은 대인관계 및 사회관계를 통해 여러 형태의 심리적 감정반응을 만들어낸다. 이들 다양한 감정 중 부정적인 감정들이 원인으로 작용한다. 여기에는 갈등, 미움, 공포, 불안, 우울, 슬픔, 시기와 질투, 고독, 수치감 죄책감 등이 있다. 부정적인 감정은 적응에 문제를 일으키고 병적인 행동과 정신장애의 원인이 된다.

이러한 부정적인 감정을 유발시키는 대표적인 것 중에 하나는 '갈등'이다. 갈등은 두 가지 상반된 충동이 동시에 존재하는 것으로 원초아의 충동과 자아, 초자아 사이에 갈등이며, 히스테리성 전환 장애(Hysterical Conversion Disorder) 및 해리장애(Dissociative Disorder)가 전형적인 예이다.

또 하나는 '상실'이다. 상실에는 사랑의 상실, 자존심의 상실, 죽음, 이별, 신체장애, 만성질병, 의존대상의 상실 등이 있으며, 이에 따른 절망, 분노, 억압 등이 합병하여 여러 정신장애를 일으킬 수 있다. 신체장애나 만성질병도 상실감을 초래하여 열등감, 분노, 공격성, 방어, 보상 등 심리적 반응을 일으킨다.

4. 사회문화적 요인

1) 가족요인

가족의 이혼이나 별거 등 가족위기, 부모의 정신장애, 부모의 부재 또는 사랑과 자극의 결핍은 자녀의 정신장애의 증가와 관계가 있다. 부모의 과잉보호, 편애, 폭력, 유기, 학대, 무관심 또는 양가적 태도, 양육방식 등도 정신장애를 유발하는 요인으로 나타난다. 결혼은 성욕의 해소, 안정감, 역할수행에 따른 소속감 등을 제공한다. 결혼생활이 원만하다는 것은 정신적으로 건강하다는 것을 의미한다. 대체로 정신장애는 미혼자에게서 발병 빈도가 높으며, 특히 이혼한 사람에게서 정신장애의 발병 빈도가 높다.

2) 사회적 요인

우리나라의 경우 첫째, 입시제도에 따른 학생들의 부담감과 경쟁, 둘째, 친구관계, 직장에서의 적응 문제, 셋째, 은퇴 전후의 부적응과 스트레스, 넷째, 가치관의 혼란과 경제적 빈곤, 다섯째, 도시화에 따라 정신장애가 증가한다는 견해가 있다. 도시에서는 각종 사건, 소음, 공해 등 물리적 스트레스가 많고 경쟁, 소외, 좌절 등과 같은 심리적 스트레스도 많다. 게임기나 컴퓨터에서의 폭력물의 영향도 논란의 대상이 된다.

3) 문화적 요인

문화 충격(cultural shock)이 대표적인 예이다. 개인의 적응기제나 사회적 지지를 넘어서는 사회문화의 급격한 변화는 불안, 우울, 고립감, 비현실감 등의 정신적인 충격과 정신장애를 불러일으킬 수 있다.

제 Ⅲ 부

정신건강과 적응

CHAPTER 05

적응과 적응기제 / 방어기제

1. 적응의 개념

모든 인간은 매일 같이 신체적, 사회적 및 개인적인 욕구(needs)를 충족시키면서 살아가고 있다. 흔히 어린아이들은 항상 무엇을 원하고 있고, 청소년이나 어른이 되면, 그들의 욕구에 의하여 생긴 긴장을 줄이기 위하여 어떤 목표를 달성하려고 한다. 이러한 과정에서 우리는 욕구가 충족되어 행복감을 경험할 때도 있고, 욕구가 좌절되어 불행을 경험하는 경우도 있다. 그러나 인간은 끊임없이 주어진 환경에 적응하는 방법을 배우면서 살아가게 된다. 어렸을 때에는 친구나 가족, 그리고 학교 등 좁은 환경과 적응하면서 살아가게 되지만, 점차로 성장하면서 적응하여야 할 환경이 확대되어 간다.

적응(adjustment)이란 세상을 살아가는 것에 대한 순응(adaption)이며, 살아남는 것과 같은 뜻으로 볼 수 있다. 또한 심리학적으로는 욕구의 해소과정이며, 욕구를 만족시키기 위해 어려움을 극복하려는 모든 노력을 포함하는 과정이다. 따라서 환경의 요청에 부응하여 스스로의 욕망을 조절함으로써 균형을 이루어 나가는 것, 즉 욕구와 가능성 간의 균형을 이루려는 노력의 일환이라고 할 수 있다(임창재, 1997).

R.S. Lazarus(1974)는 적응을 두 가지로 살펴보았는데, 첫째는 주어

진 환경이나 여건에 자기 자신을 맞추어 가는 과정으로 소극적인 적응과, 둘째는 자기의 욕구를 충족시키기 위해서 주변의 환경적 요인을 변화시키는 과정으로서 적극적인 적응이다. 적응과는 달리 주위의 환경이나 사회의 욕구를 적절히 수용하지 못하고 타인과의 관계에서 조화를 이루지 못함으로 인한 불만이나 불안한 상태에 놓인 것을 부적응(maladjustment)이라고 한다.

소극적인 적응은 생물학적인 순응의 개념으로 볼 수 있다. 환경과 적절히 조화를 이루거나 순응하는 과정으로서, 환경변화에 대해 개체의 구조나 기능을 변화시켜나가는 것이다. 이러한 소극적인 적응에서 개인은 항상 평형(equilibrium)상태를 유지하고자 하는 속성을 지니고 있으므로 자신의 욕구를 충족하기 위한 노력을 할 때 발생되는 긴장이나 불안을 감소시킴으로써 평형상태를 이루려고 한다. 정신분석학에서는 '방어기제'라는 용어로 표현하였으며, 이러한 환경에 대한 순응을 강조한다. 반면 적극적인 적응은 개인의 욕구와 환경과의 조화를 통해서 개인의 욕구를 충족시켜나가는 과정이며, 욕구의 좌절이나 갈등을 합리적으로 해결해나가는 행동과정으로 본다. 이러한 적극적인 적응의 주요 목표는 개인이 환경에 효율적으로 대처해 나가며 자신이 중요하다고 여기는 개인적 목적을 달성하는 것이다(안범희, 2000).

따라서 적응은 개인의 내적 · 외적 욕구를 인지하고 환경 혹은 자기 자신을 맞추어 가는 것이라고 할 수 있다. 이처럼 적응은 몸과 마음의 건강을 유지하는 데 중요한 과정이며, 인간은 이러한 과정을 통하여 성장해나가는 것이라 할 수 있다(홍숙기, 1998).

적응을 위해서는 내적인 욕구와 환경의 조화로운 관계의 수립과 유지가 중요하며, 개인적인 욕구와 환경과의 관계는 상호작용하는 것임을 이해하는 것이 중요할 것이다. 또한 적응의 과정에서 고통스럽고 어려울지라도, 극심한 심리적 불안에 굴하지 않고 문제를 해결하는 방법을 찾게 되며, 그 문제를 해결하는 방법 또는 어려운 상황을 해결하는 방법 즉, 적응의 방법을 이해하는 것도 중요한 것이다. 일반적으로 적응의 방법은 크게 세 가지로 볼 수 있다. 첫째, 문제를 해결하는 방법, 둘째, 주어진 문제 상황을 그대로 받아들이는 수용, 셋째, 방어기제와 같은 적응기제를 사용하는 방법이다.

2. 적응기제 / 방어기제

방어기제(defence mechanism)란 용어는 프로이드가 최초로 사용하였고 그의 딸 Anna Freud가 체계적으로 정리하여 완성하였다. 인간은 신체적으로나 심리적으로 평정을 원하며 이 평정이 깨어졌을 때는 다시 평정을 되찾으려는 본능을 가지고 있다. 심리적으로도 인간은 평정이 깨어진 상태에서는 평정을 되찾으려는 심리적 작용 즉, 심리기제로서 평온함을 찾고 갈등이나 불안을 해결하려는 작용이 있고 이것을 방어기제라고 불렀다. 쉽게 말하면 방어기제란 인간 심리 내부의 **형평**(**평형**, equilibrium)이 깨어졌을 때 개체보존을 위해서 다시 형평을 찾으려는 **항상성**(homeostasis)의 작용이라 할 수 있다.

또한 마음의 평정을 깨트리는 것들은, 의식의 영역으로 올라오게 되면 불안을 야기하는 것으로서 주로 사회적 · 도덕적으로 용납되지 못하는 원초아의 욕구나 욕망, 충동, 초자아의 압력, 과거의 기억이나 현실의 요구, 욕구불만, 내적 갈등, 죄책감 등 무의식 속에 억압되어있던 받아들이기 어려운 충동 등이며 이때 자아는 불안을 처리하여 마음의 평정을 회복시키려는 노력을 동원한다. 이것이 바로 **방어기제**이다(이형영, 1992).

방어기제는 각 학자들의 견해에 따라서 기만형, 대체형, 도피형, 비효과적 방어기제 등 유형별로 분류되기도 하고, 인간의 발달단계에 따라 종류별로 분류되기도 한다.

또한 **대처기제**(coping mechanism), **적응기제**(adjustment mechanism), **정신기제**(mental mechanism) 등 다양한 명칭으로 불리기도 했다.

그러나 방어기제는 현실을 왜곡하는 측면도 있지만, 현실을 회피하는 삶의 양식이 되지 않는다면 적응상의 가치가 있는 것으로 보아야 할 것이다. 따라서 방어기제는 갈등이나 불안을 처리하려는 자아의 노력이며 병리적이라기보다는 정상적인 반응이다.

또한 방어기제는 모든 과정을 자아가 주관하고 무의식의 영역에서 이루어지므로 본인은 인식하지 못한다. 또한 자동적으로 작동되며 한 번에 여러 가지의 방어기제가 동원되는 것이 대부분이다.

대표적인 방어기제를 살펴보면 다음과 같다.

1) 억압(repression)

방어기제 중에서 가장 일차적이고 원시적이며 가장 많이 사용되는 기제이다. 억압이란 의식에서 용납하기 어려운 생각, 욕망, 충동 등을 무의식 속으로 눌러버리는 것이다. 억압을 통해서 자아는 위협적인 충동, 감정, 소원, 환상, 기억 등 자아이양적인 것들이 의식화되는 것을 막아준다. 특히 죄책감, 수치심 또는 자존심을 상하게 하는 경험일수록 억압의 대상이 된다. 역동적으로 설명하면 리비도가 **자아이양**(ego-alien)적인 것들에 부착될 때, 초자아의 제지를 받은 자아가 무의식적으로 자아이양적인 것들에 대해 **역부착**(counter-cathexis)하는 것이다.

비슷한 개념으로 **억제**(suppression)가 있는데 이는 모든 것이 억압과 같으나 무의식이 아닌 의식적인 차원에서 이루어진다는 것이 그 차이점이다. 그래서 억압은 무의식적인 억제로, 억제는 의식적인 억압으로 부를 수 있다.

2) 취소(undoing)

자신의 성적 혹은 공격적인 욕망이나 충동 또는 행동으로 인하여 대상에게 피해를 주었다고 생각하여 무의식적으로 죄책감을 떨쳐버리기 위해서 대상이 입은 피해를 원상 복구시키려는 행위를 말한다. 순간적으로 화가 난 엄마가 아이를 때리고는 곧 "엄마가 잘못했다 아팠지?"하며 쓰다듬어 주는 것이 그 대표적인 예이다. 또한 강박적으로 손을 씻는 행동도 죄의식을 씻으려는 취소로 볼 수 있으며, 사과, 변명, 화해를 위한 선물 등이 그 예이다.

3) 반동형성(reaction formation)

무의식 속의 받아들여질 수 없는 생각, 소원, 충동 등을 정반대의 것으로 표현하는 경우로서 원래의 생각, 소원, 충동 등을 의식화하지 못하게 하는 기제이다. 따라서 겉으로 드러나는 태도나 언행이 마음 속의 요구나 생각과 정반대인 경우의 방어기제이다. 예를 들면 적개심과 공격성을 숨기기 위해 무골호인(無骨好人)으로 행세하는 경우, 미운 놈 떡 하나 더 준다는 속담, 사랑을 미움으로 표현하는 경우, 남편이 바람을 피워 다른 여자와의 사이에서 태어난 아이를 키우면서 과잉보호하는 본부인의 경우 등이 그 대표적인 예이다.

4) 상환(restitution)

무의식의 죄책감을 씻기 위해서 사서 고생을 하는 경우나, 잃어버린 대상을 그리워하면서 불행하게 지내는 경우 등이다. 그 예로서 자신은 가난하고 불행하게 살면서 모든 수입을 자선사업에 바치는 경우라던가 사랑하는 아내를 잃은 남편이 죽은 아내를 대신할 만한 여인이 나타날 때까지 불행하게 지내는 경우 등이 있다.

5) 동일시(identification)

동일시 또는 동일화는 주로 부모, 형, 윗사람, 위인 등 주위의 중요한 인물들의 태도와 행동을 닮는 것으로서 불안을 없애기 위해서 불안의 원인이 되는 그 대상이나 사람과 같이 되려는 것을 말한다. 또한 동일화기제와 유사한 몇 가지 방어기제가 있다.

첫 번째, 인간이 세상에 태어나서 자아가 자신과 타인 또는 환경을 구별하지 못하는 영아기에 일어나는 동일시인 **합일화**(incorporation)의 개념이 있다. 성숙한 동일시는 대상을 받아들일 때 자아의 구조 속에서 동화되어 자기 것으로 변형시켜 받아들이는 데 비해서 합일하는 외계에 있는 대상을 상징적으로 삼켜, 동화하여 자아형태의 변형 없이 그대로 자기 자아의 구조 속으로 들어오게 하는 원시적인 형태의 동일시이다. 갓난아이의 경우, 어머니가 웃으면 자기가 웃는 줄 알고 자기도 웃고 있는 것이 대표적인 예이다.

두 번째, **함입**(introjection)이라고 불리는 또 다른 동일시의 형태로서 어느 정도 성장하여 자아가 자신과 타인 또는 환경을 어느 정도 구별할 수 있는 시기의 동일시 형태이다. 외계의 대상을 자기 나름대로 생각하고 느끼는 대상으로 믿고, 자기 내면의 자아체계 속으로 받아들이는 것을 말한다. 이때는 외부대상에게 주었던 사랑이나 증오가 이제는 자기 내면의 대상에게로 옮겨오게 된다. 예를 들어 설명하면, 남편이 죽은 뒤 슬픔에 빠진 부인이 마음속에 가지고 있던 남편의 이미지와 실제 남편을 동일시하여 자기 이미지에 대한 부인의 태도나 행동이 마치 살아있는 남편에게 하듯이 하는 것을 들 수 있다. 마음속의 남편과 얘기하고, 그를 원망하고 때로는 그가 미워서 살해하기도 한다. 이 경우에는 죽은 남편을 부인이 함입한 것이다.

세 번째, **내면화**(**내재화**, internalization)라는 방어기제로서 정신분석학에서는 태도, 가치기준, 타인 특히 부모의 의견 등을 자신의 성격 속으로 합일화하는 것을 얘기하며, 특히 초자아 형성에 있어서 중요한 과정이다.

네 번째, 동일시해서는 안 되는 것을 동일시하는 **적성**(**敵性**) **또는 금지대상과의 동일시**(hostile or negative identification)가 있다. 이는 사회적으로 바람직하지 못한 대상을 동일시하는 것으로서 히틀러의 잔인성을 동일시하는 것이 대표적인 예이다.

다섯 번째, **공격자와의 동일시**(identification with aggressor)는 공격자를 동일시함으로써 불안으로부터 방어하려는 것으로서 Oedipus Complex의 시기에 거세불안을 이겨내기 위해 아버지의 모든 것을 동일시하는 남자아이가 그 예이다.

여섯 번째, **병적 동일시**(pathological identification)로서 자신에게 이상적인 대상과 공생함으로써 그의 힘을 나누어 누려보자는 동일시를 말한다. 이러한 병적 동일시는 절대 권력자에게 빌붙어서 아첨하고 환심을 사서 권력을 유지하는 아첨꾼이나 기회주의자가 그 예이며, 가상적 성격(as if character)을 형성하게 된다. 이들은 그의 절대자가 힘이 없어지면 또 새로운 권력자를 찾아 이 사람에서 저 사람으로 옮겨 다니기 때문에 일시적인 동일시에 불과하다.

그 밖에도 상대방의 감정을 잘 이해하는 **공감**(**감정이입**, empathy),

상대방과 똑같이 느끼는 **동정**(sympathy) 등이 있다.

6) 투사(projection)

받아들일 수 없는 충동이나 욕망 등을 타인의 탓으로 돌리거나 자신의 실패를 남의 탓으로 돌리는 것을 말한다. 그렇게 함으로써 그 자신은 불안이나 죄책감에서 벗어날 수 있다. 또한 투사는 관계망상이나 피해망상 등을 불러일으키는 등 환각이나 착각, 망상형성의 중요한 기제이다. 예를 들면 무의식적으로 자신이 바람을 피우고 싶은 욕구가 강한 부인이 자신의 그러한 욕구를 남편에게 뒤집어씌움으로써 남편을 의심하고 부정하다고 불평을 늘어놓는 경우와 시험을 잘 치지 못한 학생이 "시험공부를 할 여유가 없었다." 또는 "시험문제가 너무 황당한 것이었다."라고 말하며, 자신이 제대로 공부하지 않은 것은 생각하지 않는 경우 등이다.

7) 자기에게로 향함(turning against the self)

대개는 공격적인 충동이 타인이 아닌 자신에게로 향하는 것을 말한다. 만약 부모님이나 존경하는 사람에게 어떤 공격적인 언행을 한다는 것은 받아들일 수 없는 것이므로 대신 자신에게 화풀이하거나 해치는 것이다. 어머니로부터 심한 꾸지람을 받은 아이가 자신의 머리를 벽에 부딪쳐 자해하는 것이 그 예이다. 이 경우는 미운 어머니를 자신의 머리로 전치한 것이다.

8) 전치(displacement)

전치 또는 대치는 전체가 부분에 의해 표현되거나 부분이 전체로 표현되는 경우 또는 어떤 생각이나 감정 등을 표현해도 덜 위험한 대상에게 옮기는 것을 말한다. 일상생활에서 무의식적인 공격성을 농담으로 표현한다던가, 아버지에게 혼이 난 아이가 마당의 개를 발로 차버림으로써 화를 푸는 것, 무의식적인 죄책감을 씻기 위해서 강박적으로 손을 씻는 것 등이 그 예이다.

9) 대리형성(substitution)

받아들여질 수 없는 소망, 욕동, 감정 또는 목표가 더욱 더 받아들여질 수 있는 것으로 대처하게 되는 기제를 말한다. 이는 목적하던 것을 못 가지는 데에서 오는 좌절감과 불안을 최소화하기 위해서 원래의 것과 비슷한 것을 가짐으로써 만족을 하는 것이다. 예를 들면, 오빠에게 강한 매력을 느끼는 여동생이 오빠와 비슷한 용모를 가진 사람과 사귀는 것, 자신의 아이를 갖지 못해서 입양을 하는 것 등이다. 다시 말하면 정서적으로 아주 귀중한 대상이기는 하나 심리적으로 받아들일 수 없는 대상이 심리적으로 용납되는 비슷한 다른 대상으로 무의식적으로 대치되는 과정을 말하며 우리나라의 "꿩 대신 닭"이라는 속담이 대리형성을 잘 표현하고 있다.

10) 부정(denial)

의식화하기에는 불쾌한 어떤 생각, 욕구, 충동, 현실 등을 무의식적으로 부정함으로써 불안으로부터 자신을 방어하려는 정신기제를 말한다. 주로 임종 말기의 사람이 자신의 병을 의사의 오진으로 주장하는 것 등이 그 예이다.

11) 상징화(symbolization)

곧 바로 의식화되기에는 어려운 억압된 어떤 대상을 의식화되어도 무난한 중립적인 대상으로 바꾸어 상징성을 부여하는 것으로, 꿈의 작업에 있어서 주요한 방어기제이다. 태극기나 무궁화는 대한민국을 상징하고 있으며, 프로이드에 의하면 꿈속에서 길게 튀어나온 것들 즉, 뱀, 지팡이 등은 남근(penis)이 상징화된 것이라고 한다.

12) 합리화(rationalization)

자신의 언행 속에 숨어있는 용납하기 힘든 충동이나 욕구에 대해 사회적으로 그럴 듯한 설명이나 이유를 대는 것을 말한다. 또한 그 설명이나 이유도 합리적이고 이성적이며 자아가 받아들일 수 있는 내용으로 꾸며진다. 하찮은 일로 자신의 동료를 상관에게 고발한 병사가 "그 친구는 벌을 받아 마땅하다. 그리고 나는 의무를 다했을 뿐이야"라고 말하는 경우와 이솝우화의 "여우와 신포도"의 이야기가 그 예이다. 합리화가 거짓말이나 변명과 다른 점은 전적으로 무의식의 차원에서 이루어진다는 것이다.

13) 보상(compensation)

실제적인 것이건 상상속의 것이건 자신이 가지고 있는 결함을 다른 것으로 보상 받기 위해 자신의 강점을 지나치게 강조하는 것을 말한다. 키가 작은 사람이 목소리가 큰 경우라던가 Napoleon Complex가 대표적인 예이다. 우리나라의 "작은 고추가 맵다"는 속담도 이에 대한 좋은 예이다.

14) 유리(isolation)

유리 또는 격리란 고통스런 불안을 불러일으키는 기억과 관련된 감정을 떼어내버리고 과거의 외상적인 사건을 생각해내는 것을 말한다. 즉, 가슴 아픈 사건이나 생각은 기억하나 그 기억에 수반된 감정은 기억되지 않는 것이다. 쉬운 예를 들면, 몇 년 전 아버지가 돌아가신 기억을 다시 생각해 보면, 그 당시에는 너무나 충격적이고 슬펐으며 고통스러웠으나 지금 다시 생각해 보면 당시의 기억들은 생생하나 그에 수반된 감정들은 억압되어 버리고 의식화되지는 않는다. 즉, 유리는 과거의 기억에 대한 감정 · 정서의 부분적인 억압이라 할 수 있다.

15) 지성화(지식화, intellectualization)

감정과 충동을 억제하기 위해서 그것들을 직접 경험하는 대신에 그것에 대한 생각을 많이 하거나 이야기를 늘어놓는 현상으로서 지적(知的)이고 수준 높은 토론 같지만 문제해결에는 아무런 도움이 되지 않는다. 예를 들어 마음에 드는 여학생에게 제대로 말도 못 붙이는 남학생이 친구들과 “사랑이 뭐냐?”, “인생이 뭐냐?” 등의 토론을 벌이는 것과 사춘기에 철학이나 종교에 심취하는 것 등을 말한다.

16) 퇴행(regression)과 고착(fixation)

심한 스트레스나 좌절을 당했을 때, 현재의 발달단계보다 더 이전의 발달단계로 후퇴하는 것을 말한다. 사랑을 독차지하던 아이가 동생이 태어나 사랑을 빼앗기게 되자 갑자기 대소변 가리기가 안 된다던지, 어리광을 부리게 되는 것이 그 예이다. 어른들도 어릴 적 친구들을 만나면 마치 아이들처럼 즐거워하고 들뜨게 되는데 이것 또한 일시적인 퇴행이라 할 수 있다. 그러나 퇴행한 시점에서 장기간 벗어나지 못하고 머물러 버리게 되면 고착이라고 한다. 위의 예에서 동생의 출생으로 그때까지 잘하던 대소변 가리기를 갑자기 못하게 된

아이가 장기간 대소변가리기가 안된다면 항문기에 고착된 것이라 할 수 있다. 고착은 주로 지나온 발달과정 중에서 제대로 충족을 못하였거나 과도하게 충족을 받은 시점으로 퇴행하여 머물러 있는 것을 말한다.

17) 해리(dissociation)

의식세계에서 받아들이기 힘든 성격의 일부가 자아의 지배를 벗어나 하나의 독립된 기능을 수행하는 경우를 말한다. 그 쉬운 예로서 "지킬 박사와 하이드"라는 문학작품에서 잘 나타나 있다. 중요한 것은 지킬과 하이드가 서로 상대방을 기억을 못한다는 것이다. 또 다른 예로서 몽유병, 이중인격, 둔주(fugue) 등이 있다.

18) 저항(resistance)

자아가 관여하기에는 너무나 괴롭고 불안한 억압된 자료들이 더 이상 의식계로 떠오르는 것을 막는 기제이다. 상담 시에 상담자가 클라이언트의 중요 문제에 접근해 들어가면, 침묵하거나 갑자기 "기억이 잘 나지 않는다."고 말하거나 울어버리는 등 상담을 지연시키는 행위와 그 다음 상담 시간에 나타나지 않는 경우 등 상담에 협조를 하지 않는 경우가 대표적인 예이다. 이는 클라이언트의 문제해결에 핵심이 되는 기억에 접근했다는 것을 의미한다.

19) 승화(sublimation)

의식에서 받아들이기 힘든 본능적인 에너지 특히 성적 · 공격적 충동, 욕구 등의 에너지를 **중성화**(neutralization)시켜 변형시킨 다음 개인적으로나 사회적으로 용납되는 형태로 유용하게 돌려쓰는 것을 말한다. 프로이드는 **전치**(displacement)에서 대치물이 높은 수준의 문화적인 목적을 가지고 있는 경우에 승화라고 하며 인류의 문명발달의 원동력이 되었다고 보았다. 강한 공격적 욕구를 가진 사람이 격투기 선수가 된다던지, 심한 열등감을 가진 사람이 열심히 공부해서 학자로 성공하는 경우와 잔인한 공격적 충동을 가진 사람이 유명한 생체해부학자가 되는 경우 등이 그 예이다.

20) 전이(transference)

원래는 과거의 중요한 인물에게 가졌던 경험을 현재의 인물과 동일시하여 현재의 인물을 과거의 인물인양 대하는 것으로 쓰였으나 요즘은 주로 상담이나 사회복지 면접, 정신치료 등에서 클라이언트가 사회복지사를 과거의 인물과 동일시하는 것을 말한다.

아버지에 대한 적대감에 매달린 클라이언트가 사회복지사에게 전이하게 되면 사회복지사를 아버지인양 적대시하게 된다. 이때 사회복지사 역시 자신의 과거 인물과 클라이언트를 동일시하여 클라이언트에게 화를 내고 싫어하게 되면 **역전이**(count-transference)라고 한다. 이 역전이는 전통적으로 치료나 개입에 방해가 되는 것으로 이해되어 왔다. 이는 사회복지사의 억압된 충동이나 욕구들이 표면화된 것이라고 보았기 때문이다. 또한 사회복지사는 이 역전이 현상을 곧 알아차리고 자기성찰과 자기분석을 통해 개입에 더 이상 악영향을 미치지 않도록 해야 한다.

21) 압축(condensation)

여러 가지의 의미를 하나의 이미지, 언어, 사건에 융합시키는 것을 말한다. 꿈의 작업과정에서 상징화와 함께 가장 많이 사용되는 기제이다. 예를 들어 '상아탑'이라고 하면 대학을 상징화한 것일 뿐만 아니라 일반적으로 대학에 대해서 생각할 수 있는 모든 것들이 압축되어 있는 것이다. 일반인의 꿈에서 가장 흔히 볼 수 있으며, 정신분열병을 앓고 있는 사람의 '신어증(neologism)' 등에서도 볼 수 있다.

22) 투사적 동일시(projective identification)

투사적 동일시란 원시적인 방어기제의 하나로서 다소 복잡한 단계를 거친다. 첫 번째 단계로서 a라는 사람이 자신과 가까운 b에게 자신의 내적인 이미지를 투사한다. 두 번째 단계는 a의 투사를 무의식적으로 받아들여 **내재화**(internalization)한 b가 a의 조종을 받아 느끼고 행동한다. 즉 a가 b에게 투사한 어떤 대상의 역할을 b가 하게 되는 것이다. 세 번째 단계로서 투사된 내용들이 b에 의해서 수정되어 a에게 재투입되며, 결과적으로 a는 b가 수정하여 재투입한 것을 동일시하게 되는 것이다.

A가 친한 친구인 B와 C에게 각기 다른 내용의 투사를 했다. 즉, B에게는 긍정적인 이미지를 심어주며 좋은 대상(good object)으로 투사를 했고, C에게는 부정적인 이미지를 심어주며 나쁜 대상(bad object)으로 투사를 했다. A의 무의식 속에서 **분열(splitting)**이 일어난 것이다. 그 결과 A에 대한 B와 C의 평판은 정반대였고, A에 대한 다른 시각으로 인하여 싸움까지 하게 되었으며, 결국 B와 C는 갈라서고 말았다. 또한 A도 B에게는 상냥하고 친절한 대상으로 C에게는 퉁명하고 불쾌한 대상으로서의 역할을 수행하게 되었다. 결과적으로 A는 B와 C을 자기 마음대로 조종한 결과를 초래했다. 위의 예는 사실상 A의 내면세계에서의 분열이었으나 A가 투사적 동일시에 의해서 **외재화(외면화, externalization)**함으로써 A의 주위 환경인 B와 C가 분열된 것이다.

23) 증상형성(symptom formation)

지금까지 방어기제를 살펴보았지만 정신분석학에서는 본능적 욕구가 좌절되면 불안이 생기고, 이러한 불안을 외적인 환경변화로 해소하지 못하게 되면 방어기제를 동원하게 된다. 이러한 불안과 방어기제에 따라 증상이 형성된다.

증상형성은 다양한 종류의 비정상적인 언행, 신경증 또는 정신증을 선택함으로써 스트레스나 불안에 대항하려는 자아의 노력이다. 이 증상형성에는 일차적 이득과 이차적 이득이 따르기 때문에 더욱더 가능해진다.

일차적 이득(primary gain)과 **이차적 이득**(secondary gain)을 구별해 보면 다음과 같다. 일차적 이득은 되도록 극적인 증상을 나타내어서 내적 긴장을 풀고 불안을 초래한 갈등적 충동 또는 위협적 경험으로부터 해방되는 것을 말한다. 그에 비해 이차적 이득이란 극적 증상형성으로 주위 사람들의 관심을 끌고 자기의 욕구 성취에 유리하도록 혹은 체면을 회복하도록 주위 사람들을 조종하거나 불리한 상황을 피하는 계기가 되는 것을 말한다.

학교에 가기 싫은 아이가 두통이라는 꾀병을 부렸다. 증상형성을 한 것이다. 그 결과 아이는 학교에 가지 않아도 되게 되었다. 이것을 일차적 이득이라고 할 수 있다. 그 다음 그 아이는 극진한 어머니의 간호와 가족의 보살핌을 받게 되었으며, 아프다는 이유로 모두가 자신만을 위해 주는 것 같은 기분을 느꼈을 뿐 아니라, 아프다는 이유로 모든 일과 의무에서 제외되었다. 이차적 이득을 획득한 것이다. 이 아이가 이러한 일차적 이득과 이차적 이득에 재미를 붙이게 되면 학교에 가기 싫거나 하기 싫은 일이 생기면 습관적으로 두통이란 증상을 형성하게 되는 것이다. 주의할 것은 어릴 때 꾀병으로 증상형성을 하여 이득을 획득하는 데 매력을 느낀 아동이 커가면서 자아가 발달해가고 따라서 현실거래 기술도 발달함으로써, 보다 고도의 기술을 요구하는 데 교묘하고 극적인 증상을 형성할 가능성이 높다는 것이다.

24) 유머(humor)

자신과 상대방에게 불쾌한 감정을 느끼지 않게 하면서도 자신의 느낌을 유머러스하게 공개적으로 표현하는 것을 말한다.

25) 성화(sexualization)

금지된 충동과 관련된 불안을 막으려는 목적으로 성적인 의미가 별로 없는 것에 성적인 의미를 크게 부여하는 것을 말한다.

26) 금욕주의(asceticism)

경험을 통해 얻을 수 있는 직접적인 쾌락의 뿌리를 뽑는 것을 의미한다. 이때 갖가지 쾌락에 대한 판단을 내리는 데에는 도덕적인 요인을 그 속에 개입한다. 즉, 의식의 수준에서 인지되는 모든 쾌락에 반대하면서 금욕에서 참된 즐거움과 만족을 얻는 것이다.

27) 이타주의(altruism)

타인의 본능적인 욕구 충족을 집요하게 긍정적인 방법으로 도와주는 것을 말한다.

28) 전환(conversion)

심리적 갈등이 신체감각기관과 수의근육계통의 증상으로 표출되는 것을 말한다. 그 예로서는 글을 쓰는 데 갈등을 느끼는 소설가가 원고를 쓰는 오른쪽 팔에 마비가 오는 것, 입대하기 싫은 사람이 영장을 받고 시각장애가 오는 경우 등을 들 수 있다.

29) 신체화(somatization)

전환과는 달리 심리적 갈등이 신체감각기관과 수의근육계통을 제외한 기타의 신체증상으로 표출되는 경우를 말한다. "사촌이 땅을 사면 배가 아프다"는 속담이 그 좋은 예이다.

30) 차단(blocking)

몇 가지 연결된 생각들 가운데서 앞의 기억은 생각이 나지만 뒤이어져야 하는 기억은 억압되어 생각나지 않는 경우를 말한다.

31) 환상(fantasy)

일상의 압력과 책임으로부터 회피하려는 비합리적인 정신활동으로서 일시적으로 현실에서 벗어나 자신에게 쾌락을 줄 수 있는 백일몽을 꾸는 것을 말한다. 꿈보다는 현실적이며 잠에서 깬 상태에서 경험하는 것이다. 적당한 환상은 어린아이에게는 창의력을 증진시키고, 모든 이들에게 일시적이며 긍정적이고 효과적인 도피처 또는 휴식 및 재충전의 장점도 있지만 지나친 환상의 사용은 현실검증 능력을 감소시켜 무능력한 사람이 되거나 심하면 정신장애를 초래하게 된다.

CHAPTER 06

스트레스

스트레스는 정신건강과 밀접한 관계에 있으며, 스트레스의 강도가 높거나 장시간에 걸쳐 스트레스에 노출되면 정신건강에 심각한 위협이 되어 정신장애의 원인이 될 수도 있다.

스트레스는 워낙 다양하고 양적으로도 점차 증가하고 있는 것이 사실이다. 누구나 다 겪으며 살고 있는 스트레스를 잘 극복하고 정신건강을 유지하기 위해서는 스트레스의 개념, 원인, 반응과 증상, 치료 등을 살펴보는 것이 도움이 될 것이다.

1. 스트레스의 개념

스트레스(stress)라는 말은 라틴어에서 파생된 것으로 처음 영어로 사용된 것은 17세기이다. 당시는 고뇌, 억압, 곤란이나 역경 등을 의미했었으며, 18~19세기에 이르러 스트레스의 일반적인 의미가 변해 물체나 인간에게 작용하는 힘, 압력, 강한 영향력을 가리키는 뜻으로 사용되었다. 20세기에 들어서서 질병이나 정신장애의 원인으로 알려지기 시작하면서 많은 관심의 대상이 되고 있다.

스트레스는 인간의 마음의 평형상태를 위협하거나 깨려고 하는 모든 내적 · 외적 자극을 말한다. 즉, 지금 자기에게 부과된 요구 수준과 이 요구에 부응할 수 있는 자신의 능력 간에 어떤 불균형을 지각하게 될 때 일어나는 생리적 · 심리적 반응을 말한다.

일반적으로 스트레스는 피해야 할 것, 해로운 것 등 부정적인 것으로 인식하는 경향이 있다. 그러나 Seyle(1950, 1956)은 긍정적인 스트레스(유스트레스, eustress)와 부정적인 스트레스(디스트레스, distress)로 나누어서 설명하였다. 즉, 우리가 적응해야 할 외부의 자극이나 변화, 그리고 그때 느끼는 생리적 · 행동적 반응도 스트레스라고 보았다. 이러한 반응은 부신피질 호르몬의 분비와 같은 것에 의한 신체적 불균형에서 초래된다고 보았으며, 긍정적 또는 부정적 사건 모두가 스트레스를 일으킨다고 설명하였다.

또한 Bernard(1968)도 스트레스를 그 효과에 따라 긍정적인 결과를 가져오는 순기능적인 스트레스인 Eustress와 부정적인 결과를 가져오는 역기능적인 스트레스인 Distress로 구분하였다. Eustress란 흥미롭고 즐거우며 우리에게 활력을 주는 유쾌한 변화 혹은 욕구로 인해 긍정적이며 건설적인 스트레스 반응을 보이는 것을 의미하고, Distress는 고통스럽고 불쾌하며 부정적인 사건으로 인해 우리의 에너지가 소모되고 질병에 취약하게 만드는 괴로움, 고통, 근심 등을 의미한다(이영실 외, 2008).

Quick 등(1984)도 스트레스가 지닌 가치에 초점을 맞추어 Distress와 Eustress로 구분하였다. 즉, 스트레스의 수준이 지나치게 낮거나 높으면 건강이나 활동에 부정적인 영향을 미치게 되어 역기능적으로 작용할 가능성이 높고, 어느 정도 적정 수준을 유지하면 건강이나 활동에 긍정적인 영향을 미치게 되어 순기능적으로 작용할 가능성이 높다는 것이다.

그러나 중요한 것은 스트레스의 개념은 개인에게 스트레스가 된다는 특정 사건 자체보다는 사건에 대한 개인의 주관적인 해석에 좌우

한다는 점을 강조하고 있다. 즉, 어떤 일에 대해 모든 사람이 똑같이 스트레스를 느끼는 것이 아니라 어떻게 받아들이느냐에 따라 더 많은 스트레스를 느끼기도 하고, 오히려 즐거워하는 사람도 있을 수 있다는 것이다. 즉, 스트레스는 받아들이는 사람의 주관적인 해석에 따라 많은 차이가 있을 수 있다는 것이다.

2. 스트레스의 원인

스트레스 인자는 개인의 평형상태(내적 균형상태)를 깨뜨리고 스트레스 반응을 초래하는 외적 요구, 상황, 환경이다. 스트레스 인자는 매우 다양한데, 직업상실, 큰 소음, 유독물질, 은퇴, 논쟁, 배우자 사망, 요양원 입소, 발열, 냉함, 중증의 질병, 인생목표의 상실 등이 있다. 우리의 신체는 살아있는 매 순간 적응을 요하는 스트레스 인자에 반응하고 있다. 신체의 반응은 계속해서 항상성과 균형을 추구한다.

스트레스의 원인을 심리사회적 원인, 생물학적 원인, 성격적인 원인으로 살펴보았다(임창재, 2005).

1) 심리사회적 원인

(1) 적응

변화의 요인이 부정적이거나 괴로운 사건들은 장시간에 걸쳐 더욱 더 심신을 붕괴시키게 되고 마음속에 남아 있는 부정적인 생각들을 자극하고, 공포심, 자기 회의와 끔찍한 심상들을 자극함으로써 이차적인 영향들을 미친다. 그러나 긍정적인 사건들도 적응을 필요로 하는 변화가 시작될 때는 부정적 사건과 마찬가지로 스트레스를 준다.

스트레스 요인이 될 수 있는 생활사건으로는 가족의 사망, 개인적 질병, 임신, 대인관계 문제, 경제적 고충, 친구의 사망, 가족과 의견의 불일치, 생활환경의 변화, 교사와의 관계, 교과목의 성적, 직장 상사와의 갈등, 사소한 법률 위반 등의 경험 여부를 들 수 있다. 이러한 생활상의 사건들은 좋든 싫든 변화라는 적응을 요구한다. 이 변화라는 것은 성장을 위해 긍정적인 힘이 될 수도 있으나 정신 및 신체를 약화시키는 부정적인 힘이 될 수도 있다. 변화가 긍정적이냐 부정적이냐가 문제가 아니라 오히려 그 변화가 얼마나 강렬하고 얼마나 만성적이냐가 문제이다. 너무 지나친 변화는 정신 및 신체적 질환의 발병이나 결과에 상당한 영향을 미치게 된다.

(2) 좌절

좌절이란 자연스러운 행동과 목표 혹은 희망했던 행동과 목표를 위협하거나 억제하는 것이다. 즉 좌절은 원하거나 하고자 하는 것을 못하게 될 때 나타난다. 좌절에 따라 정서적으로 분노나 공격감정으로 반응하며 스트레스 반응의 원인이 된다.

(3) 과잉부담

과잉부담이란 주위의 요구수준이 그 요구를 실현시킬 자기의 능력을 벗어난 상태를 말한다. 학교생활에서의 지나친 요구가 학생의 능력을 벗어날 때 괴로움을 느끼게 한다. 우리의 대뇌는 입력 메시지의 제한된 양만을 처리할 수 있기 때문에 과도한 자극을 받았을 때처럼 대뇌의 처리능력을 억지로 초과시키면 대뇌체계의 파손을 유도하게 된다. 학교생활에서의 과잉부담은 시간적인 압력, 과도한 책임감, 가족 지원의 결핍, 부모의 지나친 기대, 취업, 시험, 다른 학생과의 경쟁 등이 그 예이다.

(4) 탈핍성

정신적 · 정서적 과정에서 받은 과도한 자극이 스트레스와 병적인 건강상태를 일으키는 것과 마찬가지로 과도한 자극이 동일한 스트레스 반응을 유발하게 되는데 이런 상태를 '탈핍성 스트레스'라고 한다. 즉 너무 반복적이거나 도전해 볼 만한 가치가 없는 일들은 지겨움을 느끼게 하고, 이런 무료함이나 우울증이 심리적인 장애를 일으켜서 자존감을 상실하게 해 결국 약물중독, 알코올 중독, 자살과 같은 파괴적인 행동으로 신체가 반응할 수 있다.

2) 생물학적 원인

(1) 생물학적인 리듬

생물학적인 리듬은 신경계와 호르몬 체계가 지배하는 생물학적인 활동들의 자연스러운 주기이다. 생물학적인 리듬은 분, 시간, 일, 년 등의 시간적 주기로 나타난다. 자신의 신체리듬에 대한 지식은 자신의 기분, 감정 및 민감성을 잘 이해하고 기대하도록 하며 심지어 앞으로의 변동까지도 예측할 수 있게 한다. 이들 활동 중 어떤 것은 전적으로 내적이며 변화에 매우 거센 저항을 보이며, 어떤 것들은 빛에 노출하는 것과 같이 외적인 자극에 의해 영향을 받는다.

(2) 영양섭취

영양의 섭취란 건강생활에 크게 기여하지만 어떤 섭식습관은 실질적으로 괴로움을 줄 수 있다. 즉 특정 음식물을 취하는 것은 스트레스를 직접적으로 자극하거나 피로, 신경적 흥분을 증가시킨다.

커피를 많이 마시게 되면 불안, 안절부절, 설사, 불규칙적인 심장박동, 주의력 상실 등의 스트레스 반응 증상이 나타난다. 저혈당도 불안, 두통, 현기증, 전율 및 심장 활동의 항진 등을 일으키며, 흡연도 니코틴이 부신을 자극하여 심장박동, 혈압, 호흡수를 증가시키고 포도당의 분비를 자극하여 스트레스 반응을 이끌어내는 호르몬을 분비하도록 한다.

(3) 소음

소음이 85dB이 넘으면 생리학적인 불쾌감으로 전신에 스트레스 반응을 일으키기도 한다.

3) 성격적인 원인

(1) 자기지각

자아개념은 행동결정의 가장 중요한 요인이다. 자기지각 혹은 자아개념이란 자신에 대해 가지고 있는 심상을 말하며, 삶을 영위해 가는 데 상당히 중요한 역할을 하고 있다. 평소 생활하면서 무력감이나 자기비하를 지각하는 것은 스트레스를 일으킬 수 있으며 열등한 자아개념, 부정적 자아개념은 스트레스를 증가시킬 수 있다.

(2) 행동유형

정해진 시간까지 일이나 과제를 마치려고 하는 강한 시간에 대한 강박증이나 공격적인 행동, 너무 강한 성취적 행동, 한꺼번에 여러 일을 욕심내고 동시에 하는 행동 등은 스트레스의 요인이 된다.

(3) 불안반응성 성격

불안반응성의 사람은 스트레스 요인이 사라진 뒤에도 계속적으로 가중된 스트레스를 경험한다. 불안반응 과정은 사람, 장소, 사물 등과 같은 어떤 자극을 도전적인 것이나 위협적인 것으로 지각하는 순간에 시작된다. 즉 실제보다 더 나쁘게 상황을 자극하여 파국적으로 보며 절박하면서도 가혹한 삶이나 죽음으로 생각하기도 한다. 지나치게 계속적으로 반응하는 이러한 경향은 심한 정신적 · 신체적 무능력과 외상을 초래할 수 있게 된다.

3. 스트레스에 대한 반응 및 증상

스트레스에 관한 선구자적 연구자 중 한 명인 Seyle(1956)는 신체가 스트레스의 출처에 상관없이 모든 스트레스 인자에 똑같은 방식으로 반응함을 발견했다. 이것은 신체가 전기충격과 같은 부정적인 스트레스 인자에 반응하는 것과 똑같은 방식으로 낭만적인 키스와 같은 긍정적 스트레스 인자에도 반응함을 의미한다.

1) 스트레스에 대한 반응

우리가 적당한 스트레스 수준에 있는지 위험한 수준에 있는지는 생체의 스트레스에 대한 반응 또는 신호에 따라 판단할 수 있다. 〈표 6-1〉에서 제시되고 있듯이, 스트레스 수준을 측정하는 데 활용되는 많은 신호가 있다. 그러나 스트레스 수준이 너무 높으면 이러한 신호를 활용하는 데 어려움이 있다. 우리는 정서적 · 신체적 건강을 위해 자신에게 나타나는 이러한 신호들에 더 많은 관심을 가질 필요가 있다.

〈표 6-1〉 스트레스의 신호

	적당한 수준	높은 수준
행동	• 창조적, 좋은 결정을 내린다. • 우호적이다. • 일반적으로 성공적이다. • 다른 사람의 말을 들을 수 있는 여유가 있다 • 생산적이다. • 다른 사람에게 고마워하고, 다른 사람의 기여를 인정하는 미소, 웃음, 농담 등이 있다.	• 높은 톤의 신경질적인 웃음 • 창조성이 부족하다. • 업무 수행의 질이 낮다. • 과다한 음주 및 과식 • 과다한 흡연 • 말더듬 • 집중력이 떨어진다. • 작은 소리에도 쉽게 놀란다. • 참을성이 부족하다. • 쉽게 초조함을 느낀다. • 쓸데없는 일이나 활동에 몰입한다. • 다른 사람을 멸시한다.
감정	• 자신감이 있다. • 고요하고, 편안하다. • 기쁨과 즐거움이 있다. • 흥분과 유쾌함이 있다.	• 분노, 화남, 고통, 불만족이 많다. • 겁에 질림, 긴장, 불안, 두려움이 있다. • 편집증 • 우울, 가라앉은 느낌, 피로감 • 혼돈, 압도되는 느낌이 있다. • 무력감
신체 신호	• 편안함이 있다. • 고통이나 아픔이 없다. • 신체반응이 조화롭다. • 부드럽게 기능한다. • 건강, 스트레스에 관련된 질병이 없다.	• 식욕상실, 구토, 설사 • 사고가 나기 쉽다. • 빈뇨 • 떨림이나 틱 증상 • 어지럼증 • 빈번한 감기증세 • 고혈압 • 근육긴장 • 불규칙적인 호흡, 천식 • 수면문제 • 피부염증, 가려움, 발진 • 다양한 통증, 근육통, 두통 등

* 출처: 김규수 외, 2002.

2) 스트레스에 대한 반응단계

스트레스에 대한 반응단계는 경고반응기, 저항기, 탈진기 등의 3단계로 구분하였고(Seyle, 1956), 이 반응의 세 단계를 일반적응증후군(GAS, general adaption syndrome)이라고 불렀다.

(1) 1단계 : 경고반응기(alarm stage)

생체가 스트레스에 대해 적극적으로 저항을 나타내는 시기로서 처음에는 체온 및 혈압의 저하, 저혈당, 혈액농축(hemoconcentration) 등의 쇼크가 나타나고 다음에는 그것에 대한 저항이 나타난다. 이러한 손상(injury)이 치명적인 것이 아닌 이상 지속적으로 호르몬이 분비되고, 생체는 스트레스에 대해서 혈압 및 체온의 상승, 고혈당과 같은 적극적으로 저항을 나타낸다. 두통, 발열, 피로감, 허탈의 증후를 나타내며 신체의 저항력이 저하한다. 모든 질병이 초기에는 비슷한 증상을 보이는 것은 스트레스의 경고 반응이 동일하기 때문이다.

아드레날린과 다른 호르몬의 분비는 다음과 같은 결과를 초래한다.

-, 호흡 및 심장박동률 증가
-, 혈압 상승
-, 혈액응고 증가, 신체손상 시 잠재적인 혈액손실 감소
-, 혈액의 흐름이 피부에서 뇌, 심장, 수축근으로 전환
-, 혈청 콜레스테롤과 혈액 지방 상승
-, 위장의 이동 궤도의 축소
-, 동공 팽창

(2) 2단계 : 저항기(resistance stage)

생체가 가진 자원과 에너지가 총동원되고, 스트레스에 대한 적응반응이 최고조에 이르게 된다. 이는 생체가 스트레스에 장기간 노출

될 때, 계속해서 신경계와 뇌분비계의 변화가 일어나면서 스트레스에 적응하는 것이다. 뇌하수체에서 ACTH라는 호르몬과 부신피질의 호르몬이 분비되어 저항력이 높아지게 되는데 스트레스 초기에 나타나던 두통, 발열 등의 증후들은 없어지게 된다. 신체적으로는 특별한 증상을 보이지 않고 잘 적응하는 것처럼 보이나, 실제로는 스트레스에 대응하기 위해 엄청난 에너지를 소모하고 있는 것이다.

(3) 3단계 : 탈진기(exhaustion stage)

스트레스에 대한 저항력이 떨어져 생체에 여러 증상이 나타나며 신체의 저항력 또한 극도로 약화된다. 신체의 면역력이 약해져 감기, 위통, 알레르기, 인후염, 근육통과 같은 신체화(somatization) 증상이 나타나게 되며, 스트레스에 대한 완전한 부적응의 상태로 질병에 걸리기 쉽고 생명까지 위협당할 수 있다.

3) 스트레스로 인한 다양한 증상

대한신경정신의학회(2005)에서는 불만, 공포, 불안, 긴장 등이 스트레스를 주어 초조해지며 점차 얕은 잠, 피로, 식용부진, 두근거림, 소화불량, 요통의 증세가 나타나고 고혈압, 위통, 두통, 위궤양, 심장병 등의 증세가 그 정도가 심하면 죽음에 이르기도 한다. 또한 스트레스는 신경증, 우울증, 공황장애, 외상 후 스트레스 장애 등과 같은 정신장애를 초래하기도 하며, 더 심각해지면 만성적인 정신장애를 유발한다고 하여 부정적이고 역기능적인 스트레스의 위험을 경고하고 있으며, 역기능적인 스트레스는 불안, 아동 학대, 배우자 학대, 울화증, 열등의식, 공격성, 분노의 폭발적인 표현, 적대감, 참을성 없음, 말 더듬, 자살 기도, 우울증 등과 같은 정서적 · 행동적 문제를 불러일으킨다고 하였다(Romas & Sharma, 1995).

스트레스는 또한 신체적인 질병을 초래하기도 한다. 예를 들어, 고혈압, 심장병, 편두통, 긴장성 두통, 대장염, 궤양, 설사, 변비, 부정맥, 협심증, 당뇨병, 건초열, 동통, 관절염, 암, 감기, 유행성 감기, 불면증, 갑상선 기능항진증, 피부염, 기종, 레이나우드 병, 알코올 중독, 기관지염, 전염병, 알레르기, 야뇨증 등이 스트레스와 일부 관련된다(Seaward, 1994). 스트레스 관련 장애는 현재 제1의 건강문제로서 인식되고 있다. 스트레스 관리를 잘한 사람들은 그렇지 못한 사람보다 평균수명이 더 길다. 효과적인 스트레스 관리는 건강하고 만족스러우며 생산적인 삶을 살 수 있도록 하는 데 매우 중요한 요인이다 (Romas & Sharma, 1995 ; Seaward, 1994).

따라서 스트레스가 과도해지면 마음과 몸의 병을 불러일으키는 결과를 초래하게 되므로 잘 대처해야 할 것이다.

4. 스트레스에 대한 대처와 관리

1) 스트레스 대처양식

Lazarus와 Folkman(1984)은 스트레스에 대한 대처 양식을 크게 문제집중적 대처, 정서집중적 대처 그리고 문제-정서혼합 대처로 분류하였다. 문제집중적 대처는 스트레스를 유발하는 문제행동이나 환경적인 조건을 변화시켜 스트레스를 해소하고자 하는 방법이며, 정서집중적 대처는 스트레스를 유발하는 문제행동이나 환경적인 조건을 변화시키기보다는 그 당시 경험하게 되는 불안감이나 초조감 등의 정서적 고통을 감소시키는 데 더 초점을 두는 방법이다.

(1) 문제집중적 대처

문제집중적 대처 전략은 환경지향적 대처와 내부지향적 대처로 구분할 수 있다. 환경지향적 대처는 문제를 규정하고 대안적인 해결책들을 제시하고 이익과 부담의 관점에서 대안들을 비교 · 검토해 보고, 대안들 중에서 선택하고, 선택된 대안을 실행에 옮기는 행동들로 이루어진다. 즉, 스트레스를 유발하는 문제를 직접적으로 해결하기 위하여 문제를 상세히 분석하거나 합리적인 방법을 찾으려 한다. 반면에 내부지향적 전략은 자신의 포부수준을 바꾸거나 대안적인 만족을 추구할 수 있는 방법을 찾거나, 새로운 행동기준을 개발하고 새로운 기술을 배우는 것과 같이 환경을 바꾸는 대신 자신에 관한 어떤 것을 변화시킴으로써 스트레스에 대처하려는 전략이다.

이처럼 스트레스는 유발하는 문제 자체에 초점을 두고 문제 상황을 변화시키기 위해 사용할 수 있는 창의적 문제해결과정을 살펴보면 다음과 같다.

- **문제의 정의**: 해결해야 할 문제가 무엇인가? 문제가 무엇인지에 대한 출처를 파악한 후 이에 대한 해결책을 강구할 수 있는 간단명료한 진술이 필요하다. 즉 문제에 대한 정의를 분명하게 하여야 하며, 이는 문제를 해결하는 데 필요한 여러 측면에 대한 분석이 가능하게 한다.
- **대안설정**: 문제 상황에 대한 해결책을 모색하는 데 있어서 생각할 수 있는 가능한 한 많은 대안들을 검토해 보는 것이다. 대안설정에 있어서 브레인스토밍 기법의 활용은 매우 유익하다. 여러 사람들의 지혜와 의견을 모으는 데 있어서 제한된 의견의 효과성에 대한 비판 없이 가능한 한 많은 양의 의견을 수집한다. 브레인스토밍 기법을 활용하는 규칙은 다음과 같다.

-, 가능한 한 많은 아이디어를 제시한다.
-, 여러 의견이 모두 수합되기 전까지 각 아이디어에 대한 비판, 평가, 논평은 보류한다.
-, 억지로 갖다 붙인 것 같은 아이디어나 비약적인 아이디어도 중요하다.
-, 모든 아이디어를 적고 생각들을 연결시키거나 재정리한 다음, 가장 효과적인 내용으로 정리한다.
-, 가장 좋은 해결책이 될 수 있다고 생각되는 아이디어나 방법을 남겨둔다.

- **결과 예견**: 여러 가지 아이디어에 대한 평가 방법이다. 문제 상황에 어떻게 작용할 것인가? 문제와 관련된 사람들이 찬성할 것인가? 혹은 협상의 가치가 있는가에 대해 평가해 본 후 유용하지 않을 것이라고 예상된 방법은 제외한다.
- **해결책 선택**: 문제를 가장 잘 해결하고 관련자들의 욕구를 가장 잘 충족시켜 줄 수 있는 방법을 선택한다.
- **새평가**: 모든 결과를 예측할 수 없으므로 자신이 선택한 결정에 대해 재평가를 할 준비가 되어 있어야 한다.

(2) 정서집중적 대처

정서집중적 대처는 스트레스를 유발하는 상황 자체를 변화시키기보다는 그 상황에서 경험하게 되는 정서적 고통을 감소시키기 위해 스트레스의 원인을 회피하거나 스트레스 상황을 인지적으로 재구성하는 대처반응이다.

- **소망적 사고(wishful thinking)**: 스트레스는 기왕에 일어난 일이니 나의 행동이나 생각을 바꾸려고 노력한다.
- **거리두기(distancing)**: 스트레스를 유발하는 곤란하고 어려운 상

황에 대해 모든 것을 잊어버리려고 노력한다.

- 책임감 수용(accepting responsibility) : 스트레스를 유발한 문제를 일으킨 사람이 자신이라는 것을 깨닫고 자신의 책임이었음을 생각하고 이를 받아들이려고 한다.
- 긴장해소(tension release) : 스트레스로 인하여 발생한 불안, 갈등, 긴장을 없애기 위해 운동, 오락, 예술 등의 다른 일에 몰두한다.
- 고립(isolation) : 다른 사람이 알지 못하게 내 마음속에만 숨겨 둔다.
- 사회적 지지 추구(seeking social support) : 다른 사람의 동정과 이해, 지지를 얻으려고 노력한다.

(3) 문제-정서혼합 대처

일반적으로 사람들은 스트레스 상황에서 문제집중적 대처와 정서집중적 대처를 종합하여 사용하는 경향이 있다. 문제집중적 대처는 스트레스 상황의 조건들을 변화시킬 수 있다고 평가되는 중간 수준의 스트레스에서 자주 사용되는 반면 정서집중적 대처는 높은 수준의 스트레스 하에서 위협을 주는 조건들을 수정하기 위해서 자신이 아무것도 할 수 없다고 평가를 내렸을 경우에 더 많이 사용될 수 있다.

문제집중적 대처와 정서집중적 대처는 대처과정에서 서로를 촉진할 수도 있고, 방해가 될 수도 있다. 문제-정서혼합 대처의 기술에는 성장지향과 직면하기가 있다.

- 성장지향(growth oriented) : 스트레스를 받은 상황으로부터 자신의 성장에 도움이 되는 효과를 찾으려고 한다.
- 직면하기(confrontation) : 스트레스를 일으키고 있는 상황을 바꾸기 위해 어려움에 맞서 공격적으로 행동한다.

2) 스트레스의 관리

스트레스 관리 방법 중 개인의 능력을 증대시켜 그 자신의 인생에 더 큰 통제력을 얻을 수 있도록 돕는 접근방법이 있다. 이러한 건설적인 방법은 첫째, 디스트레스(distress)를 주는 상황을 변화시키는 것, 둘째, distress상황에 관한 생각을 변화시키는 것, 셋째, 어떤 다른 것을 생각함으로써 distress의 상황을 잊는 것이다.

일부 사람은 스트레스를 덜기 위해 파괴적인 방법을 사용하기도 한다. 하나는 알코올이나 약물, 음식에 의존하는 것이다. 아마도 알코올이나 약물을 남용하는 주된 이유는 스트레스와 원치 않는 감정에서 벗어나고 싶어하기 때문이다. 약물은 일시적인 구원책이 될 수는 있지만, 그 다음날 문제는 여전히 남아있고, 오히려 약물남용이 파괴적인 습성으로 고착될 위험이 있다. 강박적인 과식증 또한 일시적으로 스트레스를 덜어주는 건전지 못한 방법이다. 스트레스에서 탈출하는 두 번째 파괴적인 방법은 자살이다.

또한 스트레스를 관리, 치료 등 해결하기 위한 다양한 방법들이 상담과 심리치료, 의학과 정신의학에서 존재하고 있다. 그러나 여기서는 스트레스를 해결하는 세 가지 건설적인 방법을 중심으로 살펴보았다(김규수 외, 2002).

(1) Stress를 주는 상황을 변화시키는 것

distress상황이 일어났을 때, 그 상황을 개선하기 위해 직접 상황에 직면하는 것은 바람직하다. 은퇴 후 무엇을 할 것인지에 관심이 있는 사람이라면 의미 있고 즐거운 활동을 찾는 노력이 필요하다. 만일 건강상의 문제에 관심이 있다면, 의사를 찾아가 치료를 받는 것이 바람직하다. 많은 distress상황은 직접 직면하고 변화시키기 위해 건설적인 조치를 취함으로써 개선될 수 있다.

(2) distress상황에 관한 생각을 변화시키는 것

몇몇 상황은 전혀 변화될 수 없다. 변화될 수 없는 어떤 일에 대해 불평하고 화를 내는 것은 비생산적인 일이다. 상황을 수용하는 것은 또한 자신의 성격을 변하게 만든다. distress상황에 관한 생각을 변화시키는 구조화된 기법 중 하나는 합리적인 자기분석(Rational Self-Analysis)이다. 이 방법은 부정적이고도 비합리적인 생각에 도전하고 그것을 바꾸는 것이다.

유쾌하지 못한 상황이 일어나면 긍정적 또는 부정적 견해 중 하나를 선택하게 된다. 부정적 견해를 취한다면 더 많은 스트레스를 경험하게 될 것이다. 긍정적인 사고는 위기를 태연히 받아들이는 것, 긴장을 풀 수 있는 정도로 여행도 하고, 자기 자신을 개발하는 시간으로 여가생활을 즐기고 활용하는 것, 그리고 일상에서 즐거움을 발견하는 생활 철학을 갖는 것이다.

모든 사람은 즐거운 시간을 함께 공유하고 개인의 어려움을 함께 나눌 수 있는 누군가를 필요로 한다. 누군가와 관심을 공유하는 것은 감정을 환기시키는 데 도움이 된다. 그 누군가는 이웃, 친구, 성직자, 사회복지사 혹은 전문 상담가일 수도 있다. 관심사에 대해 서로 애기하는 것은 종종 두 가지 방법으로 스트레스 감소에 도움이 된다. distress상황을 해결하는 방법에 관한 새로운 견해를 제공해 주거나, 그러한 상황에 대한 생각을 변화시켜 보다 긍정적이고도 합리적인 태도를 취할 수 있게 한다.

사회적 지지집단을 갖는 것은 유용하다. 지지집단은 생활을 공유하고, 서로 스스럼없이 지내면서, 다른 사람과 함께 재미를 나누고, 위기나 응급상황이 발생했을 때 도움이 된다. 주요한 지지집단으로는 은퇴자협회, 가족, 동료직원, 교인, 지역사회집단 등이 있다.

(3) distress상황을 잊고 그 외의 다른 어떤 것을 생각하는 것

distress를 주는 상황을 더 이상 생각하지 않는 방법은 매우 다양하다. '긴장완화' 방법은 스트레스를 줄이고 긴장완화반응을 끌어내는데 효과적이다. 조용한 장소에서 눈을 감고 편안한 자세로 앉으면 완화는 촉진된다(Seaward, 1994). 여기에는 깊이 숨을 들이쉬는 것, 상상적인 이완, 점진적인 근육이완 등이 있다. 최근에는 다양한 명상방법도 사용된다. 바이오피드백 장치는 자신의 스트레스 수준에 대해 기계로 피드백을 제공한다. 혈압, 체온, 근육긴장, 심장박동률, 뇌파 등과 같은 무수한 생리적 과정의 기능수준으로 스트레스 정도를 측정한다. 바이오피드백 훈련을 받는 사람은 먼저 높은 불안 수준 혹은 긴장 수준을 인식하는 법부터 배우게 된다. 그리고 나서 높은 수준의 불안이나 긴장을 줄이는 방법에 대해 교육받는다.

일반적응증후군(GAS)의 경고단계에서는 자동적으로 큰 움직임의 근육활동을 준비하게 한다. 이 때문에 '운동'이 필요하다. 운동을 통해 혈액 속의 연료를 소모하고, 혈압을 낮추고 심장속도를 늦추며, 경고상태에 발생된 그 외의 다른 생리적 변화를 바꾸어 놓는다. 운동은 신체를 튼튼하게 해서 스트레스를 유발시키는 위기를 다룰 수 있는 더 큰 신체적 힘을 갖도록 한다. 운동은 또한 부분적으로 일상적 관심사에서 벗어나 지금 하고 있는 운동에 관심을 집중하게 함으로써 스트레스를 줄이고 긴장을 덜어준다. 이러한 이유로, 우리들은 각자에 맞는 운동 프로그램을 가질 필요가 있다. 매일 운동하기 위해서는 즐기면서 할 수 있는 프로그램을 찾아야 한다. 산책, 조깅, 역도, 킥복싱, 번지점프, 수영 등과 같은 다양한 운동이 이용 가능하다.

'즐거운 경험'은 스트레스를 덜어주고, 삶의 속도를 변화시키고, 즐겁고 행복하게 만들고, 실제로 치료적인 경험이 되기도 한다. 모든 사람에게 공통적인 즐거운 경험은 포옹, 음악 감상, 쇼핑, 목욕, 영화

관람, 와인 한 잔을 마시는 것, 가족 모임 또는 종교 행사에 참여하는 것, 휴가를 떠나는 것, 노래하는 것 등이다. 이러한 즐거운 일들은 삶에 양념이 되고 우리가 가치 있는 존재임을 깨닫게 한다.

개인적인 즐거움은 일에 대한 보상일 수 있다. 일을 잘하는 사람에게 보상하듯이 우리 스스로도 자신에게 그렇게 해야 한다. 이러한 보상은 새롭게 도전할 수 있는 동기를 만든다. 스트레스가 또 다른 스트레스를 줄여준다는 연구결과가 있다. 즉, 적절한 수준에서 스트레스를 주는 활동에 참여하는 것은 다른 영역에서 경험하는 과다한 스트레스를 줄여주는 데 도움이 된다(Seaward, 1994).

3) 정신건강을 지키기 위한 10가지 수칙

보건복지가족부에서는 정신과 전문의 100명의 추천을 받아 일상생활에서 정신건강을 지키기 위한 10가지 수칙을 다음과 같이 제정하였다.

정신건강을 지켜줄 10가지 수칙
1. 긍정적으로 세상을 본다. → 동전에 양면이 있다는 사실을 믿게 된다. 2. 감사하는 마음으로 산다. → 생활에 활력이 된다. 3. 반갑게 마음이 담긴 인사를 한다. → 내 마음이 따뜻해지고 성공의 바탕이 된다. 4. 하루 세 끼 맛있게 천천히 먹는다. → 건강의 기본이요, 즐거움의 샘이다. 5. 상대의 입장에서 생각한다. → 다툴 일이 없어진다.

6. 누구라도 칭찬한다.

→ 칭찬하는 만큼 자신이 생기고 결국 그 칭찬은 내게 돌아온다.

7. 약속 시간엔 여유 있게 가서 기다린다.

→ 초조해지지 않아 좋고 믿음이 쌓인다.

8. 일부러라도 웃는 표정을 짓는다.

→ 웃는 표정만으로도 기분이 밝아진다.

9. 원칙대로 정직하게 산다.

→ 거짓말을 하면 죄책감 때문에 불안해지기 쉽다.

10. 때로는 손해 볼 줄도 알아야 한다.

→ 내 마음이 편하고 언젠가는 큰 것으로 돌아온다.

CHAPTER 07

정신병리

정신건강을 위협당하는 중대한 상황이나 요인이 너무 강하고 크거나, 장기간에 걸쳐 개인의 정신적인 적응능력의 한계를 넘어서게 되면, 그대로 표출되거나 방어기제와 같은 여러 적응기제를 사용하여 적응하거나 극복하게 된다. 이러한 과정이 병적이거나 정상의 범주를 벗어나게 되면 나타나는 것이 정신적으로 건강한 상태가 깨어진 정신과적인 증상이며, 다양한 학문 분야에서 정신병리(psychopathology), 이상행동(abnormal behavior) 등으로 불려 왔다(대한신경정신의학회, 2005 ; 민성길 외, 2006 ; 이정균 외, 2000).

보다 중요한 것은 이러한 정신병리가 정신건강이 완전히 깨어진 상태에서만 볼 수 있는 것이 아니라는 점이다. 다시 말하면, 정신적으로 완전무결하게 건강한 사람은 존재하지 않기 때문에, 이 세상에 살아서 존재하는 모든 인간은 정신병리를 가지고 살아간다고 보아야 할 것이다. 즉, 모든 인간이 정신병리를 가지고 있지만, 그 정도의 차이와 지속 기간의 차이가 존재할 뿐이라고 보아야 할 것이다. 또한 모든 인간이 정신병리를 가지고 있지만, 사회생활, 가정생활, 직장생활, 대인관계, 생활리듬 등 다양한 측면의 기준에서 정신병리의 영향으로 인해 절대다수인 정상집단의 범주에서 벗어났다면 비정상이고, 그렇지 않고 다행히 절대다수의 범주에 속해 있다면 정상이라고 보아야 할 것이다.

1. 지능장애(disorder of intelligence)

지능이란 한 개인이 경험을 통하여 배우고, 판단을 내리고 어떤 개념을 활용하여 과거와 현재를 통찰하고 미래를 예측하여 환경에 맞게 자신의 행동을 조절하고 미래를 계획하여 새로운 상황에 적절하게 적응해 낼 수 있는 능력을 말한다. 대개 IQ 110 이상은 우수, 90 ~ 110은 보통, 90 이하는 열등이라 한다.

1) 지적장애(mental retardation)

어떤 이유에서건 개체의 발달과정(developmental period)에서 지능의 발육이 제대로 이루어지지 않아서 평균적인 일반인의 지능보다 낮은 상태에 머물러 있는 경우로서, IQ 50 ~ 70은 박약(교육가능급), 25 ~ 50은 중도박약(훈련가능급), 25 이하는 백치(완전보호급)이라 한다.

2) 치매(dementia)

일단 정상평균치의 지능까지 발육되었다가 어떤 이유, 예컨대 뇌의 외상, 영양장애, 감염, 독성물질의 중독, 퇴화현상 등으로 인하여 영구적으로 지능상태가 평균치 이하로 저하되어 있는 상태이다.

2. 인지 / 지각장애(disorder of perception)

지각(perception)이란 외부로부터 들어온 감각자극(sensory stimulus,

청각, 시각, 미각, 후각, 촉, 통, 온, 냉, 압각, 신체 및 운동감각, 평형감각)을 자신의 과거 경험과 결부시켜서 조직화하고 해석해서 그 외부자극의 성질을 사실 그대로 파악하고 그 자극과 자기 자신과의 관계를 이해하는 능력 즉, 주관적 · 객관적 인식을 말한다.

1) 착각(illusion)

- 실재(實在)하는 외부 대상에 대한 감각적 인상을 잘못 해석하는 현상이다.
- 역동적으로는 무의식에 억압되어 있는 요소들이 착각을 일으키게 한다.
- 예컨대 심한 죄책감을 억압하고 있는 사람은 나뭇잎이 바스락거리는 소리를 자신을 비난하는 소리로 착각을 일으키기도 한다.
- 착각은 환각과 동일한 심리적 기능을 가지고 있지만, 현실왜곡의 정도는 환각보다 덜하다.
- 뇌손상에 의해서도 착각이 일어난다.
- 거시증(macropsia), 미시증(micropsia), 이인화 현상(depersonalization), 비현실성(derealization) 등이 그 예이다.

2) 환각(hallucination)

- 자극이 없는데도 마치 외부에서 자극이 들어온 것처럼 지각하는 현상이다.
- 역동적 의미는 의식에서 용납할 수 없는 무의식적 욕구들, 즉 소원성취, 비난, 죄책감, 자기처벌욕구들이 투사시켜 마치 자기의 욕구가 아닌 것처럼 위장하고, 외계의 자극인 것처럼 지각되는 것이다.

- 예기환각(anticipatory hallucination) : 강한 감정 상태에서 무엇인가 들리거나 보일 것이라고 예상할 때 나타나는 환각을 말한다.
- 진성환각(true hallucination) : 아무도 없는 방에서 사람의 말소리를 실제로 듣고 현실로 인지하는 경우를 말한다.
- 가성환각(pseudo hallucination) : 마음속에서 일어나는 생각을 애매하게나마 지각으로 경험하는 것인데 대개는 사망한 가족의 모습이 나타나 자신의 이름을 부르거나 말을 걸어오는 형태로 나타난다. 당사자도 사실이 아님을 어느 정도 알고 있다. OBS (기질적 뇌증후군, organic brain syndrome)나 히스테리, 공황(panic), 심한 불안, 소아 등에서 발생된다.
- 그 외에도 입면 시 환각, 각성 시 환각, 그리고 감각박탈 시 환각 등이 있다.

(1) 환청(auditory hallucination)

- 외부로부터 아무런 청각적 자극이 없는데도 불구하고 귀에서 어떤 소리가 들리는 것으로 환각 중에서 가장 흔히 나타난다.
- 정신분열병에서는 망상과 함께 나타나는 경우가 많은데 자신에게 어떤 행동을 하라고 지시하거나, 자신을 어떻게 하기 위해서 모의를 하거나, 자신을 욕하는 내용의 환청은 피해망상과 밀접하게 연관되어 있는 수가 많다.
- 우울증을 앓고 있는 경우 자신을 꾸짖거나 얕보는 말소리들이 들리는 경우를 말한다.
- 조증을 앓고 있는 경우 위대한 인물, 조물주 등이 자신과 얘기를 하고자 하는 환청이 들리므로 자신도 그렇게 위대한 인물이라는 과대망상과 관계가 있다.

(2) 환시(visual hallucination)

- 단순한 작은 물체나 이상한 빛이 보이는 수도 있고, 심할 때는 영화의 화면같이 복잡한 경우도 있다.
- 존재하지 않는 사물이 보이는 것이며 정신분열병이나 정서장애에서는 '진전섬망(delirium tremens)', '열성섬망(febrile delirium)', '코카인(cocaine) 중독'과 같은 급성기질성 뇌증후군 상태에서 많이 나타난다.
- 이때는 대개 작은 짐승, 벌레, 무서운 형상의 괴물 등이 눈에 보여서 공포상태에 빠지는 것을 흔히 경험한다. '왜소환각(Lilliputian hallucination)'이라고 해서 동물이나 사람이 실제보다 아주 작은 모습으로 축소되어 나타나는 경우도 있다.

(3) 환후(olfactory hallucination)

- 정신분열병이 측두엽 손상일 때 흔하게 나타난다. 자기 몸에서 이상한 냄새가 나서 남들이 자기를 피한다는 망상을 곁들이는 수가 많다. 성(性)과 관련해서 자신의 몸에서 정액냄새, 암내, 썩는 냄새 등이 난다고 지각하는 경우가 있다.
- 보통 아무런 후각적 자극이 없음에도 불구하고 불쾌하고 역겨운 기분을 느끼는데, 이는 죄책감이나 혐오감을 나타내기 때문이다.

(4) 환미(taste hallucination)

- 매우 드문 환각의 하나이며, 환후와 동시에 나타나는 경우가 많다.
- 이상한 맛을 느낀다든지, 음식에서 독약 맛이 난다든지 하는 경우가 있는데 순수한 환각이라기보다는 착각인 경우가 많고, 감정 상태가 아주 불안한 경우가 많다.

(5) 환촉(tactile hallucination)

- 촉각의 자극이 전혀 없음에도 불구하고 피부에 무엇이 닿는 것 같은 감각을 느끼는 것을 말한다.
- 진전섬망, 코카인 중독과 같은 중독 상태에서 흔히 나타난다.
- 정신분열병의 경우 환각적인 성적 감각이 있을 수 있다.
- 뜨거운 것, 차가운 것이 몸에 닿는다, 보이지 않는 물체가 몸에 붙어 있다, 몸에 전기가 지나간다, 독가스가 몸에 묻어 있다 등이 그 예이다.

(6) 운동환각(kinesthetic hallucination)

- 사지절단 수술 이후의 환상지현상(phantom phenomenon)의 가장 흔한 형태이며, 없어진 신체부위나 장기가 크게, 혹은 형태가 달리 지각되고 움직이는 듯이 느껴지기도 한다.

(7) 반사환각(reflex hallucination)

- 한 감각기관을 자극했을 때 그곳과 거리가 먼 다른 감각기관에서 지각반응을 일으키는 것인데, 예를 들면 치아를 자극하여 환청이 들리는 것을 말한다.

(8) 기능환각(function hallucination), 혹은 유발환각(provoking hallucination)

- 어떤 사람을 만났을 때 그 사람의 목소리를 동시에 듣는 것을 말한다.

(9) 신체환각(somatic hallucination)

- 신체의 일부가 변형되었다거나 신체를 향해 무언가가 일어나고 있다고 믿는 것을 말한다.

3. 사고장애(disorder of thinking)

정상적인 사고란 합리적이고 현실적인 사고(rational or realistic thinking)를 말한다. 즉 외부의 자극을 정확히 지각하고 인지하며 또 한편으로 자신의 내면에서 일어나는 상상이나 환상과 사실을 구별하여 해석·판단할 수 있는 사고이다. 사고장애는 그 사람의 말을 통하여 알 수 있다.

1) 사고형태 및 사고체험의 장애 (disorders of thought form and thought experience)

(1) 자폐적 사고(autistic thinking)

- 정신분열병을 앓고 있는 경우에 흔히 볼 수 있다. 현실을 무시하고 자신에게만 뜻이 있으며, 자신의 무의식이나 감정의 자극에 의한 비현실적 사고를 말한다.
- 비논리적이고 비합리적인 사고이다. 백일몽(day dreaming), 마술적 사고 등도 무의식적 자기중심적, 또는 본능적 욕구에 따라 현실을 무시하는 비논리적 사고이다.

(2) 경직된 / 구체적 사고(concrete thinking)

- 문자적 사고: 은유의 사용이 없고, 말의 뉘앙스를 이해하지 못하는 일차원적 사고이다.
- 추상적 사고: 의미의 뉘앙스를 알고, 은유와 가설을 이해하는 다차원적 사고이다.

2) 사고 진행의 장애(disorder of thought progressions)

사고의 진행이란 연상(association)의 속도와 그 방식을 의미한다. 각종의 정신장애에서 이 과정의 와해(loosening of association)가 일어난다.

(1) 사고의 비약(flight of idea)

- 한 생각에서 다른 생각으로 연상이 너무 빨리 진행되어 원래의 주제에서 벗어나 탈선하므로 사고 목표에 도달하지 못하는 사고이다.
- 빗나가는 사고(tangentiality)라고도 한다.
- 팽창된 내적 욕구와 주의산만 때문에 조증을 앓고 있는 경우에 많이 볼 수 있다.
- 음향 연상(clang association)은 소리만 비슷하면 의미 없는 단어를 계속 말하는 것이다. ex) 비행기, 비둘기, 비누, 비스킷 등
- 언어압박(pressure and push of speech)은 논리나 연상의 특별한 장애는 없어 보이지만 멈출 수 없이 말이 계속 쏟아져 나오는 것을 말한다. 조증에서 많이 나타난다.

(2) 사고지체(retardation of thought)

- 연상의 시작도, 말의 속도도 느린 것을 말하며 목소리도 낮고 작아서 알아듣기가 어렵다.
- 우울증이나 정신분열병을 앓고 있는 경우에 많이 나타난다.

(3) 우원증(circumstantiality)

- 많은 불필요한 지엽적인 이야기를 삽입하고 엉뚱한 방향으로 사고가 진행된 후에야 말하고자 하는 목적에 도달하는 경우이다.
- 연상과정에서 중요한 내용 즉, 사고의 주류와 그렇지 않은 것을 구별하지 못하므로 일어나는 현상이다.

- 정신분열병, 기질성 정신장애, 노인정신병, 정신지체에서 많이 나타난다.

(4) 보속증(perseveration)

- 한 생각이 지속적으로 반복되는 것인데 어떤 질문에도 같은 대답을 하게 된다.
- 뇌손상 후유증, 기질적 뇌증후군, 지능부족에서도 올 수 있다.

(5) 지리멸렬(incoherence)

- 사고 진행이 와해되어 논리적 연결이 없고 조리가 없어 도무지 줄거리를 알 수 없는 언어로서 구나 단어들이 흩어진 상태다.
- 말의 두서가 없고 횡설수설한다.
- 내적 혼란 상태 때문에 온다.
- 정신분열병에서 보는 연상이완(loosening of association)이 전형적인 예이다.
- 말비빔(=단어비빔, word salad)은 연관성이 없는 단어만을 나열하는 것이다.

(6) 사고의 막힘(blocking of thought)

- 사고의 단절, 사고의 박탈(thought deprivation)이라고도 하는데 사고의 흐름이 갑자기 막혀 버리는 현상을 말한다.
- 사고 진공 상태가 된다. 후에 다시 물어보면 "그 순간 생각이 멈춰 버렸다", "아무 생각도 떠오르지 않았다"고 말한다.
- 정신역동적으로는 사람의 무의식 속에 있는 갈등이 강렬하고도 불쾌한 감정을 동반하고 있는데, 이 갈등이 자극되므로 압도되어 막힘이 온다고 본다.
- 정신분열병에서 많이 나타난다.

(7) 신어증 / 신어조작증(neologism)

- 자기만 아는 의미를 가진 새로운 말을 만들어내는 현상. 두 가지 이상의 단어를 합쳐서 하나의 말로 압축시켜 새로운 단어를 만들기도 하는데, 자폐증과 관계가 많다.
- 정신분열병의 증상으로서, 정신분열병어(정신분열어, schizophrenic word)라고도 한다.

(8) 기타

- 엉뚱한 대답(irrelevant answer)은 질문에 맞지 않는 대답을 하는 경우로 정신병에서 볼 수 있다.
- 방언(tongue)은 glossolalia의 한 형태로서 전혀 알아들을 수 없는 말로 계시적 전달을 하는 것이다.

3) 사고내용의 장애(disorders of thought content)

(1) 사고편향(trend of thought)

- 논리보다 감정 요소의 지배를 받는 사고로서 강한 감정과 관련된 특정한 생각의 주변에 생각이 집중해 있어서 다른 생각을 할 수가 없게 된다.
- 남들이 보기에는 대수롭지 않은 것에 지나치게 집착하여 생각이 거기서 벗어나지 못하는 경우이다.

(2) 망상(delusion)

- 망상이란 사실과 다른 신념이며, 그 사람의 교육 정도나 환경과 맞지 않고, 현실과 동떨어진 생각이며, 비합리적이어서 이성적 논리적인 방법으로 교정이 어려운 잘못된 믿음 또는 허망한 생각을 말한다.

- 역동적 의미는 충족되지 못한 무의식적 욕구가 외부로 투사되어 망상을 형성한다. 현실에서 느끼는 자신의 부족감을 충족시키기 위한 방편으로 이 부족감에서 생기는 불안을 방어해 보려는 노력으로 망상이 형성되기도 한다. 따라서 망상은 다른 정신 증상들과 마찬가지로 적응을 위한 방편이라고 보아야 한다. 망상을 결정짓는 요소는 좌절감, 열등감, 죄악감이다.

① 피해망상 또는 편집망상(persecutory or paranoid delusion)

- 타인이 자신을 해칠 것이라고 믿는 망상으로서 자신의 증오, 공격성이 투사된 결과이다. 가장 흔한 증상이다.
- 추적망상(delusion of pursuit) : 나도 모르는 그 누군가가 나를 항상 추적하고(따라다니고) 있다고 믿는 망상이다.
- 관찰망상(delusion of observation) : 나도 모르는 그 누군가가 나의 모든 것을 항상 관찰하고 있다고 믿는 망상이다.
- 조정망상(delusion of being controlled) : 나도 모르는 그 누군가가 나의 사고와 행동 등 모든 것을 조정하고 있으며, 나 자신은 조정당하고 있다고 믿는 망상이다.
- 정신분열병이나 만성정신병에서 많이 나타난다.

② 과대망상(grandiose delusion)

- 자신이 '위대하다', '전능하다', '부자다'라고 믿는 망상이다. '천리안을 갖고 있다', '텔레파시가 있다'는 등의 마술적 사고로 자신의 능력이나 힘, 또는 중요성을 현실과는 달리 실제보다 과장하여 위대하다고 생각하는 것이다.
- 종교망상(religious delusion), 혈통망상 등이 그 예이다.
- 과대망상은 열등감, 패배감, 불안감 등을 보상하기 위한 노력으로 보인다.

- 조증, 정신분열병, 진행성마비에서 많이 나타난다.

③ 우울망상(depressive delusion)

- 역동적으로 보면 미워해서는 안될 사람에게로 향하는 무의식적 미움을 갖게 될 때 갈등이 생기고 우울해진다.
- 이 우울 감정을 피하기 위하여 합리화의 방어를 사용하면 우울 망상이 된다.
- 빈곤망상(delusion of poverty) : 자신은 곧 파산할 것이고 가난에서 헤어나지 못할 것이라는 망상으로서 노인 정신병에서 많이 나타난다.
- 죄망상(delusion of sin) : 자신이 용서받을 수 없는 죄를 지었다는 망상을 말한다.
- 질병망상(delusion of disease) : 자신은 몹쓸 병에 걸려서 더 이상 살 수 없다고 믿는 망상을 말한다.
- 허무망상(nihilistic delusion) : 허무감에 빠져 있는 것으로 자신은 이미 존재 가치도 없고 존재하지도 않으며, 뇌도 없고 텅 비어 있으며 아무런 느낌도 없다는 망상을 말한다.
- 자책망상(delusion of self accusation) : 죄를 지었으므로 자신을 처벌해야 된다는 망상을 말한다.

④ 관계망상(delusion of reference)

- 자신과 무관한 일을 사적인 관계가 있는 것으로 믿는 망상이다.
- 정신질환의 초기에 나타나며, 조증, 우울증, 정신분열병, 편집증 등에서 많이 나타난다.

⑤ 색정망상(erotic delusion)

- 연애망상(delusion of loving)이라고도 하며, 모든 이성이 자신을

사랑하고 있다고 믿고 자신은 모든 이성을 사랑해줄 의무와 권리가 있다고 믿는 망상을 말한다.

⑥ 기타의 망상

- 신체망상(somatic delusion) : 자신의 장기 어떤 부분이 남과 특이하게 다르다고 믿거나 내장이 썩고 있다고 믿는 망상을 말한다.
- 사고방송(thought broadcast) : 자신의 생각이 방송되어서 자신의 생각을 남들이 이미 다 알고 있다고 생각하는 망상을 말한다.
- 사고주입(thought insertion) : 다른 사람이 자신의 머릿속에 생각을 집어넣어 준다는 망상을 말한다.
- 빙의망상(delusion of possession) : 귀신, 악령이나 어떤 동물이 몸속에 들어와 지배한다는 망상이며 비슷하게 자신이 동물이나 괴물로 변신했다는 망상을 말한다.

(3) 건강 염려증(hypochondriasis)

- 객관적인 병리가 없음에도 불구하고 자신이 불치병에 걸렸다고 믿는 것을 말한다.
- 심리적 불안이 육체적 질병에 대한 불안으로 바꾸어진 것이다.
- 갱년기 우울증에서 가장 심하게 나타나며, 우울증에서 빈번히 나타난다.
- 강박신경증, 정신분열병, 히스테리와 불안 상태 등에서 볼 수 있다.
- 신체망상과 같은 개념으로 취급하기도 한다.

(4) 강박관념(obsession)

- 자기 생각이 병적인 줄 알고, 안하려고 노력함에도 불구하고 안할 수 없이 자꾸 떠오르는 생각, 느낌, 충동을 말한다. 이는 논

리와 합리성의 영향을 받지 않는다.

- 강박장애와 정신분열병에서 볼 수 있다.

(5) 공포증(phobia)

- 어떤 특정대상이나 상황에 대한 사실 무근의 병적인 두려움을 갖는 것을 말한다.
- 공포증의 대상으로 흔한 것은 대중, 세균, 암, 불결 공포 등이다.
- 단순공포증(simple phobia), 사회공포증(social phobia), 적면공포증(erythrophobia), 오물공포증(coprophobia), 고소공포증(acrophobia), 폐쇄공포증(claustrophobia), 광장공포증(agoraphobia), 질병공포증(nos-ophobia), 대인공포증(anthropophobia), 불결공포증(mysophobia), 동물공포증(zoophobia), 외부인공포증(xenophobia) 등이 있다.

4. 기억장애(disorders of memory)

기억은 등록(registration), 저장(retention), 재생(recall)의 세 단계를 거친다. 기억의 기능으로 오래 전의 사실에 대한 것을 remote memory, 최근의 사실에 대한 것을 recent memory라 한다.

1) 기억항진(hyper amnesia)

- 지엽적이고 지나치게 자세한 것까지도 중요한 사실과 마찬가지로 동등하게 기억해내는 것인데, 특정 사건과 관계된 것일 때가 많다.
- 천재들에게서도 볼 수 있다.
- 편집증, 조증, 긴장형 정신분열병에서도 볼 수 있으나, 정신병

리를 강화하는 데에만 기여할 뿐이며 사회적응이나 성격발달에 도움이 되지 못한다.

2) 기억상실(amnesia)

- 기질성 기억상실(organic amnesia) : 뇌손상 등과 같은 기질적인 이유로 인한 기억상실을 말한다.
- 심인성 기억상실(psychogenic amnesia) : 불안에 대한 방어를 목적으로 하는 기억상실이다. 범위는 선택적이고, 일정 기간의 기억에 국한되며, 어떤 사건 후 돌발적으로 발생하고 회복도 갑자기, 완전히 되는 특징이 있다.
- 전진성 기억상실(antrograde amnesia) : 뇌손상을 입었을 경우, 의식이 회복된 이후의 일을 기억 못하고, 그 이전은 정확하게 기억하는 것이다.
- 역행성 기억상실(retrograde amnesia) : 뇌손상을 입은 기간뿐 아니라 그 이전의 일을 거슬러 올라가면서 기억상실이 되는 경우를 말한다. 이 경우 사건 후의 일에 대해서는 기억을 가지고 있는 것이 보통이다. 뇌손상, 간질, 연탄가스 중독, 전기충격치료 등에서 볼 수 있다.

3) 기억착오(para amnesia)

- 기억이 안 되는 부분을 거짓으로 기억하는 것처럼 꾸며 사실과 다르게 기억하는 것을 말한다.
- 작화증(confabulation) : 기억손상이 있는 부분에 대해서 그럴듯한 얘기를 꾸며서 메울 때를 말한다.
- 회상착오(retrospective falsification) : 강한 무의식적 동기 때문에 과

거 기억 중 자신의 이익에 맞는 것만 선택적으로 기억하거나 잘못 왜곡하여 기억되는 것을 말한다.

4) 기시감(deja-vu)과 미시감(jamais-vu)

잊어버리고 싶은 고통스러운 과거의 경험과 관련이 있기 때문에 방어를 목적으로 기억에 장애가 온 경우를 말한다. 사람, 소리, 장소, 상황, 생각, 느낌 등과 관련이 있다.

- 기시감 : 처음 본 것을 이전에도 본 것처럼 느끼는 것을 말한다.
- 미시감 : 익숙하고 잘 알고 있는 것이 처음 본 것처럼 생소하고 낯설게 느껴지는 것을 말한다.

5. 의식장애(disorders of consciousness)

1) 주의력 장애(disorder of attention)

- 주의산만(distractability)은 주의를 충분한 기간 유지하지 못하고 계속 다른 자극에 주의를 돌리는 것을 말한다.

2) 의식의 혼탁(cloudiness of consciousness)

- 감각자극에 대한 지각, 사고, 반응, 기억 등에 장애가 있는 것으로 주의가 산만하며 착란이 있고, 이해력이 부족해진다.
- 대뇌피질의 연상기능에 광범위한 장애가 온 것으로 자극에 대한 반응이 떨어져서 질문하려면 흔들면서 큰 소리로 불러야 하고, 반복해야 한다.
- 자극을 주면 의식이 회복되나 놔두면 다시 혼탁에 빠지는 상태다.

3) 착란(confusion)

- 당황하고 지남력장애가 있으며 혼동하고 사고의 빈곤 등이 특징인 의식장애로 광범위한 뇌기능 손상 때 나타난다.
- 심한 정신병이나 해리 상태에서 나타난다.

4) 몽롱상태(twilight state or dream state)

- 의식혼탁의 한 형태로서, 의식과 무의식의 중간 상태이다. 보통 심인성으로 나타나며 해리 시에 전형적으로 나타난다.
- 증상은 수분 내지 수일간에 걸쳐 착란, 환각 그리고 환각에 따라 폭행, 뛰쳐나감 등 일련의 복잡한 행동을 하는데, 이를 나중에 기억하지 못한다.

5) 섬망(delirium)

- 의식의 혼탁이 심한 경우를 말한다.
- 고열, 수술 후, 산욕기, 요독증, 중독 상태, 알코올 금단 등 급성 뇌증후군의 일반 증상으로서 급성으로 나타난다.
- 의식장애, 착란, 당황, 안절부절, 지남력장애, 환각, 착각, 공포, 악몽 등의 증상과 증상의 경과 변동이 심한 것이 특징이다.

6) 혼미(stupor)

- 의식장애 중 그 정도가 가장 심한 경우로 운동능력을 상실하고, 외부자극에 대하여 거의 반응을 하지 않는다. 강력한 동통자극에 의해 일시적으로 깰 수 있으므로 혼수에 비해 약간의 의식은 남아있다고 볼 수 있다.

7) 혼수(coma)

• 모든 정신활동과 신경조직의 기능이 마비되고 생명을 유지하는 데 필요한 심장과 폐만이 살아있는 경우로서 의식은 완전히 정지해 있는 상태를 말한다.

6. 행동장애(disorders of activities)

1) 활동증가 / 과잉행동(increased activity or overactivity)

• 필요 이상으로 지나치게 많은 활동을 하는 경우이다. 한 가지 일이 끝나기 전에 다른 일을 시작하고, 주의가 산만하다.
• 굉장히 바쁘게 뛰어다니지만 실제 이루어놓은 것은 없다. 외적 자극보다는 내적 욕구의 증가 때문이다.
• 경조증(hyper manic) 혹은 조증(manic)에서 볼 수 있다.

2) 활동저하(decreased activity)

• 활동에 대한 욕구가 저하되어 동작이 느리고 말수도 적어지고 목소리도 낮고 사고의 흐름도 느려진다.
• 심해지면 혼수(coma)상태처럼 활동이 없어지고 고정된다.
• 우울증과 정신분열병에서 볼 수 있다.

3) 반복행동(repeated activity)

• 남이 보기에는 이유가 없는 것 같은데 같은 행동을 반복하는 것을 말한다.

- 강직증(catalepsy) : 행동 자체가 멎어서 부동의 자세를 취하는 경우로서 자세의 상동증으로 볼 수 있으며, 한 가지 자세를 계속 유지하고 있는 것을 말한다.
- 납굴증(waxy or cerea flexibility) : 팔다리를 불편한 자세로 구부려 놓아도 그대로 움직이지 않고 있는 것을 말한다. 정신분열병의 긴장형 혼수(catatonic stupor)에서 볼 수 있다.
- 상동증(stereotype) : 같은 행동을 반복하는 것을 말한다. 예컨대 정신분열병을 앓고 있는 사람이 복도의 끝에서 끝까지 계속 똑같은 속도로 의미 없이 왕복한다든지, 옷 단추를 끼웠다가 풀었다가 하는 행동을 반복하는 등의 의미 없는 반복행동을 하는 것 같지만 자신의 무의식적 갈등이나 긴장을 해소하기 위한 방편으로서 이런 행동을 하는 수가 있다.
- 메너리즘(mannerism) : 정신내적 갈등이나 긴장을 유발하는 요인이 없어졌는데도 습관적으로 상동증적 행동을 하는 경우로 개인이 가지고 있는 독특한 버릇이나 표정 등에서 잘 나타난다. 예를 들면, 누구에게 질책을 받을 때마다 손목시계를 본다든지, 의자에 앉았다가 일어나면 꼭 의자를 한 바퀴 돌고 나서야 다음 일을 시작하는 행동들이 이에 해당한다.
- 암송증(verbigeration) : 의미 없는 단어나 문장을 반복해서 말하는 것을 말한다.
- 보속증(perseveraion) : 자신은 다른 행동이나 말을 하려고 하지만 뇌의 장애로 새로운 말이나 동작으로 넘어가지 못하고 반복하게 되는 것을 말한다.

4) 자동행위(automatic behavior)

- 지시자동증(command automatism) : 상대방의 말에 자동적으로 복

종하고 따르는 행위를 말한다.

- 반향언어(echolalia) : 상대방의 말을 따라 반복하는 행위를 말한다.
- 반향동작(echopraxia) : 상대방의 동작을 따라하며, 흉내 내는 것을 말한다.

5) 거부증(negativism)

- 상대방의 요구를 묵살하거나 적극적으로 반대 행동을 하는 것인데, 그 양상은 함구증(mutism), 음식거절, 치료적 요구에 따르지 않음, 간호에 대한 저항 등이 있다.
- 정신역동학적 의미는 마음속에서 어떤 대상에 대한 미움과 분노를 적극적으로 행동화한 것이다. 분노의 표현치고는 가장 위험이 적고 안전한 방법이면서도 상대방에게는 불안을 주어 자신의 불만을 충족시킬 수 있기 때문이다.

6) 강박적 행동(compulsion)

- 스스로 자신의 행동이 무의미하다든가 불필요하다는 것을 알면서도 그 행동을 반복하지 않고는 견딜 수가 없는 병적 행동이다. 이는 무의식 속의 죄의식에 대한 불안을 방어하는 행동이다. 가장 흔한 형태로는 손 씻기가 있다.
- 강박관념(obsession)과 동반된다.
- 강박적 음주(dipsomania), 발모광(trichotillomania), 절도광(kleptomania)

7) 충동행동(impulsive acts)

- 순간적인 감정의 지배에 의하여 예기치 않은 행동을 폭발적으로 일으키는 현상을 말한다.

- 폭행, 폭언, 파괴, 방화, 자해, 상린 등을 저지를 수도 있다.
- 충동억제의 실패 원인으로서는 지적장애(정신지체), 술 또는 약물에 의한 뇌기능 손상, 초자아의 결함, 억제력의 학습결여 등이 있다.

8) 자살(suicide)

- 대체로 사랑의 결핍과 무능감, 거부감을 느끼기 때문이거나 자기를 버린 사람에게 죄책감을 불러일으키기 위한 것인 경우가 많다.

7. 통찰력 / 병식 / 내식(insight)의 장애

통찰력이란 자기 자신의 정신병리를 제대로 알고 있는지의 여부를 말한다. 즉 자신이 정신적인 장애를 가지고 있다는 것을 아는 상태를 통찰력이 있다고 하고, 그렇지 못한 경우를 통찰력이 없다고 한다.

1) 지적통찰력(intellectual insight)

객관적인 사실만을 지식적으로 인식하는 수준이다.

2) 진성 / 심리적 통찰력(true or psychological insight)

객관적인 사실뿐 아니라, 이와 관련된 동기와 감정까지도 이해하는 수준이다.

3) 가성 / 표면적 통찰력(superficial insight)

거짓으로 통찰력이 있는 것처럼 꾸미는 것을 말한다.

8. 기분장애(disorders of mood)

기분장애를 이해하기 위해서는 정동, 정서 기분의 개념적인 차이를 다음과 같이 이해해야 한다.

-, 정동(affect) : 주어진 시간 그 사람의 마음속의 느낌을 말한다.
-, 정서(emotion) : 정동이 생리적 반응을 수반하여 표현되고 있을 때를 말한다.
-, 기분(mood) : 감정 상태가 일정 기간 이상 지속될 때를 말한다.

1) 고양된 기분(elevated mood)

- 보통 이상의 즐거운 기분으로 조증에서 볼 수 있다.
- 다행감(euphoria) : 병적으로 낙관적 태도와 자신감, 유쾌한 기분, 행복감을 느끼는 상태를 말한다.
- 의기양양(elation) : 가벼운 행복감에서 오는 즐거운 기분이 넘쳐 행동과 욕구가 과장되어 나타나는 경우를 말한다.
- 고양(exaltation) : 즐거운 기분이 더욱 강해져서 과대망상적이 되고 권위를 세우려는 상태이다.
- 황홀경(ecstasy) : 가장 극단적인 고양 상태로서 무아지경, 우주, 神 등과의 일체감을 경험하며 전능감을 느낀다. 이는 무의식적 욕구 충족의 최고봉에 도달했을 때 일어나는 감정이다.

2) 우울(depression)

- 슬픔과 동반하여 비관, 죄책감과 수치심이 따르고, 무겁고 처진 느낌, 절망감, 자기비하, 의욕감퇴, 무력감, 흥미와 재미의 상실 등을 가지며 말수가 적어지고 행동이 위축된다.
- 두통, 피곤, 식욕상실, 변비, 불면, 월경불순, 성욕 감퇴, 체중 감소 등이 나타난다.
- 우울증의 원인은 무의식적인 죄책감이다.
- 가면우울(masked depression) : 우울에 대항하는 하나의 방어로 볼 수 있는데 나이에 따라 양상이 달라진다. 청소년기에는 반항적인 행동, 청소년 비행, 알콜남용, 약물남용, 성적 문란으로, 노년기에는 전환 또는 신체화 장애 등 신체증상의 호소로 우울이 표현된다.
- 불쾌기분(dysphoria) : 우울도 불안도 아닌 오랫동안 지속되는 불쾌한 기분을 말한다.
- 쾌감결여(anhedonia) : 즐거움을 상실하고 우울한 기분에 빠져 있는 경우를 말한다.
- 슬픔 / 비통(grief) : 실제적인 상실에 따른 슬픔을 말한다.
- 애도(mourning) : 이 슬픔을 극복해 가는 심리적 반응을 말한다. 애도 반응이 지연되면 우울증이 된다.

3) Alexithymia

- 자신의 감정이나 기분을 말로 표현하거나 인식하는 것이 어렵거나 불가능한 경우를 말한다.

4) 불안(anxiety)

- 초조(agitation) : 불안이 심하여 근육계통에까지 영향을 미쳐 안절부절못하는 것을 말한다.
- 공황(panic) : 급성의 강력한 불안으로서 매우 심한 불안 상태를 말한다.
- 긴장(tension) : 불쾌하고 팽팽한 느낌으로 모순되는 두 개의 욕망 사이에 있을 때 발생하며 근육이 경직된 상태를 말한다.
- 부유불안(free floating anxiety) : 분명한 원인을 알 수 없이 마음이 정처없이 불안에 밀려다니는 상태를 말한다.

5) 무감동(apathy)

- flat affect : 느낌의 표현이 거의 없는 상태이며, 황폐(deterioration)라고도 하는데 피암시성은 증가한다.
- 둔해진 정동 / 감정둔마(blunted affect) : 표현된 감정 상태가 매우 감퇴된 상태를 말한다.
- 제한된 정동(restricted affect) : 표현된 감정 정도가 약간 제한된 상태를 말한다.

6) 부적 / 부적절한 정동(inappropriate affect)

- 사고내용이나 상황과 어울리지 않게 웃고 우는 정동을 말한다.
- 유동적 정동(labile affect) : 외부자극에 상관없이 정동의 표현이 빠르고 급격히 변하는 것을 말한다.

7) 양가감정(ambivalence)

- 상반되는 감정이 동시에 존재하는 것이다.

9. 표정과 태도의 장애 (disorder of expression and attitude)

- 사람의 표정과 태도는 비언어적 의사소통의 수단으로써 인간의 내면세계를 보여준다.
- 우울하고 힘없는 표정과 태도는 우울증의 증상이고, 의심하는 듯 무관심하고 괴상한 자세와 거부적인 태도는 정신분열병에서 흔히 볼 수 있다. 바보스런 표정은 정신지체에서, 건방지고 무례한 태도는 인격장애에서, 과장되고 연극적, 유혹적 태도는 히스테리에서 볼 수 있다.

10. 지남력장애(disorder of orientation)

자기가 서 있는 시간, 공간, 자기가 상대하고 있는 사람과 자신의 세계를 구체적으로 인지하는 능력을 '지남력'이라 하며 이 능력의 이상을 '지남력장애'라 한다. 대개 기억, 주의력, 지각장애가 있을 때 나타나며 뇌증후군, 특히 섬망 때 가장 많이 볼 수 있다. 그 외에도 심한 갈등 상태, 정서적 혼란, 무관심 상태에서 볼 수 있다.

정신분열병에서는 시간의 흐름을 놓치는 시간 지남력장애를 볼 수 있다. 예를 들어, 병원에 입원해 있으면서 자기 집 안방이라 하고, 아침에 일어나서 왜 저녁밥을 안 주냐고 하고, 간호사를 보고 엄마라고 하는 것 등이다.

11. 인격장애(disorder of personality disorder)

1) 편집성(paranoid) 인격장애

- 남을 믿지 못하고 부당한 의심을 많이 하며, 자신에게 어떤 피해나 거절, 공격이 오지 않을까 전전긍긍하여 항상 주위 사람을 경계하며 자신의 고통을 침소봉대(針小棒大)로 과장하기도 하고 병적인 질투를 보이기도 한다. 유머감각이 전혀 없고 냉정하며 항상 객관적 · 합리적 사고를 한다.
- 이들은 때로 정력적이고 야심 많은 유능한 사람으로 평가되기도 하고 때로는 신비적 · 광신적인 종교의 교주, 정치적 독재자, 심령과학집단의 지도자 가운데 많이 발견되기도 한다.
- 여성보다는 남성에게 더 많이 나타난다. 의처증, 의부증과 같이 잘 구성되어 있고 확고부동한 망상을 보이는 편집성 정신병처럼 현실 판단에 심한 장애를 보이지는 않지만, 때로는 이런 인격장애자가 편집성 정신병으로 이행되는 경우도 있다.

2) 분열성(schizoid) 인격장애

- 정서적 냉담, 무관심이 특징이며, 남에게 공격적 · 적대적 감정을 표현하지 못하며, 자기 내면세계에 빠져 있는 대단한 공상가들이다. 무엇에나 목적의식이 희미하고 행동을 주저하며 사회관계를 극히 제한하여 가족을 포함해서 겨우 한두 사람과만 관계를 맺고 있다.
- 그러나 때때로 대인관계를 그리 요구하지 않는 직업, 예컨대 평생 연구실에 박혀 책과 실험에 몰두해야 하는 교수나 학자로

서 상당히 성공하는 경우도 있다. 정신분열병과 같이 심한 현실 판단의 장애나 퇴행적 행동을 나타내지는 않는다.

3) 분열형(schizotypal) 인격장애

- 사고, 지각, 행동, 언어 등에서 정신분열병으로 볼 정도는 아니지만 상당히 괴짜이고 기이한 면을 많이 나타낸다. 즉 마술적이고 미신적인 생각, 무엇이든 자신과 관련지으려는 관계적 사고, 의심, 착각, 부적절한 감정, 불분명하고 괴상한 말투, 사회적 고립, 남의 비판에 대한 과민반응 등의 다양한 면모를 보여준다. 이들의 가족 중에는 만성정신분열병이 상당수가 있다고 한다.

4) 히스테리성(hysterical) 인격장애

- 변덕형 가운데 가장 대표적인 유형으로서 여성에게 훨씬 더 많이 나타난다. 행동이 너무나 극적으로 과장되게 표현되며 끊임없이 남의 관심을 끌려고 한다. 사소한 일에도 까무리치는 등 지나치게 과잉반응을 하고 짜증, 신경질, 화를 잘 낸다. 겉으로는 다정하고 매력적으로 보이더라도 진실감이 부족하고 유행에 민감하며, 허영과 사치가 매우 심하고 자기중심적이다.
- 낭만적인 환상에 빠져 있기 쉬우며, 이성에게 매우 유혹적이며 자기 뜻대로 안되면 자살소동을 벌여서라도 남을 교묘하게 다루려 한다. 내면적으로는 무력하고 의존적이며 항상 남의 위안을 구하고자 하나 불만 상태로 남아있게 되어 대인관계에 많은 어려움을 겪는다.

5) 자기애적(narcissistic) 인격장애

- 나만이 이럴 수 있다는 식의 지나친 자기도취형으로서 자신의 재능이나 성공을 과장, 과시하려고 한다. 끊임 없이 남의 칭찬을 받으려 하고 남의 비판에 대해서는 철저히 냉담하거나 심한 모욕감, 열등감, 분노 등으로 반응하기도 한다. 이런 사람들의 자존심은 의외로 매우 약해서 남이 자신을 어떻게 봐주느냐에 따라 좌우되기 쉽다.
- 대인관계에서는 남들이 어떻게 느끼는가를 잘 파악하지 못하며, 자기과장을 위하여 남을 이용하기도 하며, 상대방을 지나치게 치켜세우다가 떨어뜨리는 등의 경향이 있어 여러 가지 대인관계의 곤란을 겪게 된다.

6) 반사회적(antisocial) 인격장애

- 히스테리성 인격장애와는 반대로 남성에게 훨씬 더 많고 또 가장 사회적 문제를 많이 일으킨다. 이들은 대개 15세 이전에 빠르면 아동기에서부터 거짓말, 절도, 싸움, 태만 등을 나타내기 시작하다가 사춘기에 이르러서는 난폭한 행동, 과다한 음주, 마약 사용, 공격적인 성(性)적 행동 등 온갖 비행을 보인다. 성인이 되어도 한 직장에서 오래 근무하지 못하고 낭비벽이 심하고 잦은 이혼, 성(性)적 문란 등으로 책임 있는 가장(家長)과 부모 노릇을 못하고 때론 범죄로 인해 오랫동안 수형생활을 하게 된다.
- 드물지만 이런 인격장애자 중에서 정치적 · 경제적으로 상당히 성공하는 예도 있다. 대개 경제적 빈곤층에서 많이 나타나며, 특히 부모가 이런 인격장애를 가졌을 때 그 자녀에게 많이 나타난다고 한다.

7) 경계선형(borderline) 인격장애

- 정서적 불안정, 충동조절의 결여, 자해, 자상, 외톨이가 되는 것을 못 견디는 등 다양한 특징이 있으나 무엇보다 가장 특징적인 것은 자기주체성의 혼란이다. 자기주체성이란 시간적으로 지속성 있게 '내가 그 무엇이다'라고 느끼는 것인데, 이것은 인격발달상 대개 청소년기에 주된 문제로 제기된다. 자기주체성에 혼란이 있으면 끊임없이 '나는 누구이며 무엇인가'를 회의하게 되며 남자로서 혹은 여자로서의 역할이 불확실하게 되어 직업 선택, 교우관계, 가치관, 충성심 등에서 많은 곤란을 겪게 된다.

8) 회피성(avoidant) 인격장애

- 상대방의 거절이나 모욕, 수치 받는 데 대한 과민성 때문에 사회적 관계를 맺지 않으려 하는 형이다. 앞에서 언급된 분열성 인격장애와 다른 점은 남의 애정이나 인정(認定)을 몹시 갈망하기 때문에 상대방이 무조건 비판 없이 받아주겠다는 보장을 하면 남과 관계를 맺을 수도 있다는 점이다. 자존심이 대단히 낮아서 자신이 성취한 것을 모두 시시하게 보려는 경향이 많다.

9) 의존성(dependent) 인격장애

- 자신감이 없고 독자적으로 무엇이든 해나갈 수 없기 때문에 자기생활의 중요한 것을 남이 결정해 주기를 바라고 그것에 따르려고 하는 형이다. 아동기 때부터 만성적인 신체질환을 앓아왔거나 부모와 떨어지는 데 대한 심한 불안을 겪었던 사람에게 잘 오며 여성에게 더 흔하다.

10) 강박성(obsessive-compulsive) 인격장애

- 이 유형의 사람들은 따뜻하고 부드러운 감정 표현을 못하고 지나친 완벽주의 때문에 사소한 일도 빠뜨리지 않으려고 몰두하다가 오히려 중요한 것을 놓치기도 한다. 대인관계에서는 항상 지배냐 복종이냐 하는 데 매달려 있고 남이 자기 방식으로 따르기를 강요한다. 일에 지나치게 헌신적이고 스스로 즐길 줄 모르며, 항상 실수할까 하는 두려움 때문에 결정을 내리는 데 우유부단하게 된다.
- 남성에 더 많이 나타나고 이런 성격 때문에 여러 가지 기능면에서 무력화될 수도 있으나 때로는 완벽성을 요구하는 은행가나 학자로서 성공하는 경우도 있다.

11) 수동공격성(passive-aggressive) 인격장애

- 직업적으로나 사회적으로 당연히 자신이 해야 할 것에 은근한 저항을 표시하는 것이 특징이다. 이들은 흔히 꾸물대거나 쓸데없는 고집을 부리거나 잊어버리는 등 간접적이고 수동적인 방법으로 저항을 표시하고 결코 직접적인 자기주장이나 행동은 나타내지 않는다.
- 이런 자신의 행동이 권위자에 대한 반항에서 나온 것이라든가 또 자신의 행동결과로 생기는 여러 가지 능률의 비효율성을 연관 지어 생각할 줄 모른다. 또 이들은 의존적이고 자신감이 결여되어 있고 미래에 대해 비관적인 경향이 많다.

12) 기타 인격장애

- 기타 인격장애는 인격장애가 존재하기는 해도 어떤 특정한 인

격장애로 진단을 내리기에 불충분할 때 이 진단이 붙여진다.

(1) 가학-피학성(sadomasochistic) 인격장애

- 가학성이나 피학성, 또는 양자가 모두 있는 경우이다.
- 가학성 : 타인에게 성적, 신체적, 심리적 남용을 가하고 고통을 주려는 욕구이다.
- 피학성 : 자신에게 고통, 모욕, 실패를 자초하려는 욕구이다.

(2) 자기패배적(self-defeating) 인격장애

- 대개 어릴 때부터 시작되며 특징은 쾌락을 피하고 고통을 받는 상황으로 자신을 몰아가며, 남이 자기를 돕게 하지 않는다. 보다 나은 선택이 있음에도 항상 실망, 실패, 잘못되는 결과 쪽으로 사람이나 상황을 선택한다.

(3) 가학성(sadistic) 인격장애

- 타인에 대한 잔인성, 강압, 공격적 행동이 특징이다. 성적 욕구 충족이나 다른 물질적 획득이 목적이 아니라 타인에게 고통을 가하는 것 자체가 목적이다.
- 타인 앞에서 모욕주기를 즐기며, 어린이를 학대하고, 폭력, 전쟁, 무기, 고문 등에 심취해 있다.

제 III 부

정신건강과 정신장애

CHAPTER 08

정신장애의 진단

정신장애는 1장에서 언급한 것처럼 정신병과 정신질환의 개념을 포괄하는 가장 넓은 의미의 개념으로서 사고, 감정 및 행동이 병리학적으로 특징지어지는 정신질환으로 인한 만성적인 장애를 말하며, 크게 정신질환과 정신지체(지적장애)로 구분된다.

정신장애를 가진 사람들에 대한 적절한 치료와 서비스의 제공은 일차적으로 정확한 진단이 우선되어야 한다. 여기에서는 사회복지실천현장에서 사회복지가 필요로 하는 이론과 기법, 진단 분류 체계 등을 살펴보았다.

1. 정신상태검사(Mental Status Examination)

앞서 7장에서 다룬 '정신병리'의 내용은 정신건강의 분야에 종사하는 모든 전문직이 가장 기본적으로 알고 있어야 하는 지식이다. 정신상태검사는 정신병리에 관한 지식으로 정신장애를 진단하는 가장 기본적인 진단의 첫걸음이라고 할 수 있다(민성길 외, 2006 ; 이정균 외, 2000). 따라서 정신건강 분야가 아닌 사회복지실천현장의 사회복지사도 정신병리와 정신상태검사에 대한 기본적인 개념을 숙지하고 있어야 할 것이다.

1) 일반적 외모, 자세, 태도

정신장애인이 면접실에 들어오는 순간부터 정신과적 진찰과 치료는 시작되며, 정신장애인의 용모와 거동 뿐 아니라 습성, 자세, 눈빛 등도 자세히 관찰되어야 한다. 의복, 걸음걸이, 몸짓 등 모든 것은 정신장애인의 정신 상태와 성격의 반영이다. 그리고 정신장애인이 면접에 임하는 태도를 보는 것도 중요하다. 그런데 명심해야 할 것은 정신장애인의 표면적인 거동은 흔히 내면적 문제에 대한 보상적 혹은 방어적인 것이 많다는 것이다. 예를 들어, 공격적이고 거친 표현은 표면적 태도의 밑바탕에는 내적인 불만이 깔려 있고, 표면적인 것은 여기에 대한 방어인 수가 많다.

일반적으로 자세히 살펴보아야 할 것은 걸음걸이, 자세, 용모, 손발의 상태, 의복, 치장, 면접자에 대한 태도 등이다.

2) 행동

정신장애인이 면접 시에 보이는 여러 가지 운동이나 동작의 질적, 양적 변화를 세심하게 관찰해야 한다. 예를 들어 정신장애인의 행동이 자발적인가, 수동적인가, 행동이 과다한가, 안절부절못하는가, 불안이 근육골격계통에 넘쳐서 운동성 초조가 있는가, 행동은 목적이 있는 과다함인가, 목적이 없는 과다함을 보이는가, 이치에 맞지 않는 행동이 있는가, 그리고 느리고 지체되어 있는가, 혹은 전연 움직이지 않는가, 이상야릇한 행동이나 동작을 반복하는가 등이다. 예를 들면 이유 없이 이마에 주름살을 지우거나, 세 번째 걸음마다 깡충깡충 뛴다던가 하는 것은 모두 mannerism이다.

계속해서 손을 비벼 댄다든가, 가만있지 못하고 왔다갔다하는 등 어떤 동작이나 자세, 말 등이 똑같이 반복되는가, 똑같은 자세를 병적으로 오랫동안 그대로 지키고 있는가, 면접자의 행동을 자동적으로 복종하는가, 행동이 돌발적이며 충동적인가, 파괴적인가, 공격적인가 아니면 자신을 해치는 행동인가, 정신장애인 자신이 하고 싶지 않으면서도 하지 않고는 견딜 수 없는 행동을 하는가, 의식을 행하듯 절차가 있는 행동을 하는가, 전혀 의식이 없이 무의식 가운데 행동하는가, 혹은 모든 행동을 거부하는가 등이다.

3) 의식

심한 긴장 또는 기질적 상태에서는 너무 장애가 심해 정신과정이 완전한 지각을 하지 못하는 경우가 있다. 예를 들어 섬망이나 격렬한 감정 상태에서 면접자는 정신장애인의 지각된 경험과 의식의 정도를 잘 관찰해야 한다.

의식을 살펴볼 때 주의력과 지남력을 살펴보아야 하는데, 주의력이란 개체가 외세에서 유용한 데이터를 얻기 위해서 외계에서 살피는 의식적이고 선택적인 반응이며 감정과 의욕과 연상 등에 강한 영향을 받는다. 지남력장애는 시간, 장소, 인물에 대한 자신의 위치와 관계를 파악하지 못하는 것인데, 시간, 장소, 인물에 다 같이 완전하게 올 수도 있고 어느 부분에만 국한하여 오기도 한다.

4) 감정

정신장애인과의 면접 시, 정신장애인의 감정과 정서에 대한 이해만큼 중요한 것은 없다. 감정은 성격에서 생기를 주는 핵심체가 된다. 또한 감정의 변화와 그 정도가 정서적 질병의 아주 예민한 지표이다. 흔히 정신과 질병의 예후에는 이 감정의 생존성에 달려 있는 수가 많다. 하지만 정신장애인의 정서적 반응이 병적이라고 단정하기 전에 좀 더 시간을 두고 봐야 한다. 감정 상태를 알아보기 위하여 꼭 질문이 필요하다면 정신장애인의 감정에 대하여 선입견을 가지지 않는 여유 있는 질문을 해야 할 것이다. 감정 상태를 진찰함에 중요한 것은 감정을 정신장애인이 어떻게 통제하고 있느냐는 것이며, 이렇게 감정을 관찰하면서 감정의 강도와 깊이 그리고 지속시간에 유의해야 한다.

5) 사고

깨어있을 때나, 졸릴 때에도 사고의 흐름은 쉬지 않고 진행된다. 언어는 사고를 표현하고 있다. 그러나 흔히 언어가 정신장애인의 생각을 드러내기보다는 감추려는 수단이 되고 있음을 잊어서는 안 된다. 우선 면접자는 내과의사가 혈류의 양과 속도, 압력 등을 측정하듯이 말의 양, 속도, 압력 등을 살펴야 한다. 정상이든 비정상이든 간에 감정이 사고의 말을 촉진하기도 하고 제한하기도 함은 두말할 여지도 없다. 그러므로 감정은 정신생활의 동력이며 정신적 사고과정이건 심한 정신병적 증세이건 다 같이 이 감정의 힘에서 파생하는 것이라 할 수 있다. 면접자는 사고의 과정을 알아볼 때 정신장애인의 언어, 사고의 과정, 사고내용에 중점을 두어야 한다.

6) 지각

외계에서 일어나는 감각적 자극을 잘못 판단하는 착각은 없는가, 혹은 아무런 외계의 자극이 없는데도 불구하고 지각이 일어나는 환각이 있지는 않는가, 정신장애인 중 면접을 하는 동안이나 병실에 머물러 있는 동안 혼자서 누군가와 대화를 하고 있는 정신장애인이 있다면 그것은 환청이 있는 증거이며 밖에 누가 왔다고 하며 아무도 없는 바깥을 내다보고 "들어오세요!"라고 하는 사람이 있다면 그는 환시를 가지고 있는 것이다.

7) 기억

기억력의 장애는 없는가, 장애가 있다면 그 정도는 어떤가, 기억력이 상실된 상태인가, 기억상실이 있으면 이것은 최근에 일어난 사실에 대하여 기억을 못하는가, 혹은 과거에 일어난 사실에 대한 기억을 못하는가, 과거의 기억은 지난날 정신장애인에게 있었던 중요한 사실 즉, 결혼한 나이나 부모가 사망한 연도 같은 것을 물어보면 알 수 있고, 최근에 일어난 사실에 대해서는 24시간 이내에 일어났던 일을 상기시켜 보거나 혹은 3, 1, 5, 7, 9 등 몇 가지 숫자를 면접자가 불러 놓고 2~3분 지난 다음 그대로 상기시켜 따라하게 해 보는 방법이 있으며, 기억력을 자세히 알아보는 것은 기질적 뇌증후군의 진단에는 대난히 중요힌 부분이 된다.

8) 일반 상식

(1) 계산력

정신장애인의 지적 기능을 측정하기 위해 때로 계산능력을 알아볼 필요가 있을 때 사용하는 방법으로, 정신장애인과 우선 rapport를 형성한 다음 그의 교육적 수준을 생각하여 조심스럽게 융통성 있는 질문을 하는 것이 좋다. 흔히 사용되는 방법으로서는 100에서 7을 계속해서 빼나가는 계산을 하게 하는데 이것을 통하여 정신장애인의 지적 기능뿐만 아니라 마지막 목표까지 도달하는 데까지의 빠르기를 측정하고 중간에서의 차단, 부주의, 실수, 또 그 실수를 발견치 못하는 점, 긴장, 불안 등 다양한 증상을 발견할 수 있다.

(2) 일반 상식

이것은 신문에 흔히 떠들썩했던 어떤 사건이나 정치적 · 경제적 상식 같은 것을 물어봄으로써 알 수 있다. 역사나 지리에 관한 능력을 고려한 상식을 물어보아도 좋을 것이다.

9) 판단력

정신장애인의 판단력을 알아보기 위해서 "실수와 거짓말은 어떻게 다릅니까?"하고 물을 수 있다. 그렇지 않으면 정신장애인이 자신의 미래에 대하여 어떤 계획을 세우고 있는지를 물어보아도 될 것이다. 여기서 중요한 것은 이와 같은 여러 가지 지적 기능의 진찰을 함에 있어서 면접자와 정신장애인 간의 감정적 이해의 빈약이나 공포심, 환경적 자극 등이 흔히 여러 가지 정도로 영향을 미친다는 사실을 간과해서는 안 된다는 것이다.

10) 통찰력

정신장애인이 병을 가지고 자신을 통찰할 능력이 어느 정도냐를 진찰함에 있어서는 반드시 그 정신장애인이 현재 자기의 처지를 어떻게 요약하고 형식화하는지 말하는 대로 그대로 적는 것이 좋다. 통찰의 정도를 알아볼 수 있는 질문으로써는 "저에게 말한 여러 가지 사실에 대하여 어떻게 생각하시는지요?", "현재 그러한 상태에 대해 어떻게 설명할 수 있습니까?", "무엇이 잘못된 것 같습니까?", "○○씨의 문제는 무엇 때문에 생긴 것이라고 생각하십니까?", "입원은 무엇 때문에 하셨습니까?" "입원은 어디가 불편해서 하셨습니까?"라고 질문해도 좋을 것이다.

2. 정신장애의 진단 분류 체계

정신장애를 정확하게 진단하고 분류해야 하는 필요성은 정신장애 전문가들이 서로 의사소통을 할 수 있는 통일된 언어를 제공하며 질환들의 특성을 밝힘으로써 서로 유사한 또는 다른 질환들과 어떻게 다른가를 이해하며, 특히 특정 질병의 자연사를 연구할 수 있고, 효과적인 치료법을 발견할 수 있는 데 있다. 궁극적으로 다양한 질환들의 원인을 이해할 수 있게 된다는 데 있다. 현재 우리나라에서 공식적으로 사용되고 있는 분류기준은 세계보건기구(WHO)에서 제정해 국제적으로 통용되고 있는 ICD-10(국제질병분류 제10판, International Classification of Disease and Health Problems 10th Edition, 1992)과 미국정신의학회에 의해 만들어진 DSM-IV(정신장애의 진단 및 통계편람 제4판, Diagnostic and Statistical Manual of Mental Disorders Fourth Edition, 1994)이다(민성길 외, 2006; 이근후 외, 1995; 이정균 외, 2000).

1) ICD-10의 정신장애 진단 분류

ICD-10은 DSM-IV의 출간에 임박하여 그 용어와 부호를 서로 참고하여 조율함으로써 과거와 달리 두 진단 분류 체계의 분류 개념들 간에 비교적 공통성이 있다. 그러나 DSM-IV체계와 비교할 때, ICD-10은 임상적 기술과 진단 치침이 보다 간략하고 엄격하지 않다. 또한 몇몇 장애의 개념과 명칭과 분류에서 차이가 있다. 그 예로서 ICD-10은 신경증과 정신병을 분명히 구분하던 종래의 전통은 버렸지만 '신경증성(neurotic)'이라는 용어를 '신경증성, 스트레스 관련 및 신체형 장애'의 항목에 계속 남겨두고 있으며, ICD-10의 다축체계

또한 축 I 임상진단, 축 II 후유장해, 축 III 상황적 요인의 세 축으로 간단히 구성되어 있다.

ICD-10의 정신장애 진단 분류를 간단하게 살펴보았다.

〈표 8-1〉 ICD-10의 정신장애 진단 분류

분류코드	진 단 명
F00-F09	기질성(증상성 포함) 정신장애
F10-F19	정신 활성 물질 사용에 의한 정신 및 행동장애
F20-F29	정신분열병, 정신분열형 및 망상장애
F30-F39	기분장애
F40-F49	신경증적 스트레스 관련 및 신체형 장애
F50-F59	생리적 장애와 신체적 요인과 관련된 행동증후군
F60-F69	성인 인격 및 행동장애
F70-F79	정신지체
F80-F89	정신발달의 장애
F90-F98	소아기 및 청소년기에 흔히 발병하는 행동 및 감정장애

2) DSM-IV의 정신장애 진단 분류

또 하나의 진단 분류 체계인 DSM-IV에 따르면 정신장애란 원인이 무엇이든 개인에게서 행동학적, 심리학적, 또는 생물학적 기능장애의 발현으로 간주되고 있다. 정치적으로 종교적으로 또는 성적으로 편향된 행동이나 일차적으로 개인과 사회 간의 갈등은 그 결과가 개인의 기능장애의 증상이 되지 않는 한 정신장애가 아니다.

DSM-IV 역시 원인에 대한 고려보다는 순수한 기술적인 체계로 되어 있다. 진단기준을 체계적으로 항목별로 설정하여 그에 맞으면 특정진단을 내리도록 하고 있으며, DSM-IV는 특정장애에 관련된 기타 사항, 예를 들어 나이, 성별, 사회문화적 특징, 역학, 위험인자, 경과, 합병증, 유발인자, 가족력, 감별진단, 검사결과 등을 체계적으로 기술 · 제시하고 있다. 그리고 진단기준에 딱 들어맞지 않거나 또는 정보가 부족할 때 어떻게 해야 하는가의 규칙을 명시하고 있다.

또한 DSM-IV에서도 ICD-10과 같이 정신장애인의 평가에 다축평가(다축진단체계)를 채택하고 있다. 다축평가는 임상적 정보를 조직화하고 의견을 교환하며 임상적 상황의 복잡성을 파악하고, 동일한 진단이 내려지는 각 개인의 이질성을 기술하는 데 용이한 형식을 제공하며 임상, 교육, 연구의 장면에서 생리-심리-사회적(bio-psycho-social) 모델의 적용을 촉진시킨다.

(1) DSM-IV의 다축진단체계

DSM-IV에서 정신장애인의 평가에 다음 〈표 8-2〉와 같이 다축진단체계(multi-axial diagnostic system)를 채택하고 있다.

〈표 8-2〉 DSM-IV의 다축진단체계

Axis I	• **임상장애와 임상적 관심의 초점이 되는 기타 상태**: 인격장애가 제외된 여러 장애나 상태를 범주로 분류한다. 예를 들면, 불안장애, 정신분열장애, 또는 기분장애 등 주요 장애를 분류 · 진단한다.
Axis II	• **인격장애와 정신지체**: 인격장애, 정신지체, 현저한 부적응적 인격 특성과 습관적으로 사용하는 특정 방어기제를 기입한다. 예를 들면, 반사회적 인격장애, 회피성 인격장애 등을 진단한다. 인격장애를 진단할 경우 한 사람이 두 가지 이상의 인격장애를 보이면 이를 모두 기술한다.
Axis III	• **신체질환이나 일반적인 의학적 상태**: 정신장애에 대한 이해를 위해서, 치료와 개입에 연관이 되는 현재의 신체질환이나 일반적인 의학적 상태를 기입한다. 예를 들면, 호흡계 질환, 신경계 질환 등과 비정상적인 신체증상이나 신체장애를 모두 기술한다.
Axis IV	• **심리사회적, 환경적 문제**: 정신장애의 진단, 치료, 예후에 영향을 미치는 심리사회적, 환경적인 문제를 기입한다. 예를 들면, 정신장애와 관련되는 스트레스 요소와 그 정도를 평가한다.
Axis V	• **전반적 기능 평가**: GAF척도(전반적 기능평가 척도)를 이용하여 전반적인 기능을 파악하여 기입한다. 예를 들면, 자기 혹은 다른 사람을 다치게 하는 촉박한 징후와 같은 불가항력적이고 쇠약한 1로 나타나는 등급과, 거의 증후를 보이지 않는 90으로 척도 등급을 포함한다.

(2) DSM-IV의 정신장애 진단 분류의 특징

-, **진단부호**: 대부분 ICD-10-CM의 코드를 받아들이고 있고, 구체적인 설명력을 높이기 위해 아형(subtype)과 구체화(specified)가 제공되고 있다.

-, **심각성과 경과 구체화가 표시**: 첫째, 진단기준을 충족시키면 심각성의 정도를 경미함(Mild), 보통(Moderate), 심각함(Severe)으로 표시하고, 둘째, 더 이상의 진단기준을 충족시키지 않으면 부분관해(In Partial Remission), 완전관해(In Full Remission), 과거력(Prior History) 등으로 표시한다. 셋째, 주된 진단과 방문 사유를 기록하여 표시한다.

-, **GAF척도에 의한 정신장애의 등급별 능력 장애 판정 기준**: DSM-IV의 다축진단체계의 Axis V에서 사용되는 GAF(전반적 기능 평가, Global Assessment of Functioning)척도와 판정 기준은 다음과 같다.

GAF척도에 의한 정신장애의 등급별 능력 장애 판정 기준

(가) 1급의 일상생활을 해나가는 것이 거의 불가능한 경우라 함은 아래 6개 항목 중 3가지 이상에 해당하며, GAF척도 점수가 40 이하인 경우를 말한다.

1) 주위의 전적인 도움이 없으면, 독립적으로 적절한 식사가 불가능
2) 주위의 전적인 도움이 없으면, 대소변 처리, 세면, 목욕, 청소 등의 청결 유지가 불가능
3) 기본적 대화기술이 부족하고, 협조적 대인관계를 맺지 못함
4) 주위의 전적인 도움이 없으면, 정기적인 통원치료 및 약물복용을 못함
5) 소지품 및 금전에 대한 관리능력이 전혀 없고, 주위의 전적인 도움이 필요하고, 적절한 구매행위가 불가능

6) 주위의 전적인 도움이 없으면, 대중교통수단이나 공공시설을 이용 못함

(나) 2급의 상시적인 도움이 없으면 일상생활을 영위하기가 어려운 사람이라 함은 아래 6개 항목 중 3가지 이상에 해당하며, GAF 척도 점수가 41점 이상 50점 이하인 경우를 말한다.

1) 많은 도움이 없으면 적절한 음식섭취 불가능
2) 많은 도움이 없으면 세면, 목욕, 옷 갈아입기, 청소 등의 청결 유지가 불가능
3) 기본적 대화기술이 부족하여 많은 도움이 없으면 협조적 대인관계를 맺지 못함
4) 많은 도움이 없으면 정기적인 통원치료 및 약물복용을 못함
5) 많은 도움이 없으면 소지품 및 금전에 대한 관리와 적절한 구매행위가 불가능
6) 많은 도움이 없으면 대중교통수단이나 공공시설을 이용 못함

(다) 3급의 일상생활 혹은 사회생활을 영위하기 위한 기능 수행에 제한을 받아 도움이 필요한 경우라 함은 아래 6개 항목 중 3가지 이상에 해당하며, GAF척도 점수가 51점 이상 60점 이하인 경우를 말한다.

1) 적절한 식사를 자발적으로 하기도 하나 아직 도움이 필요
2) 세면, 목욕, 청소 등의 청결 유지를 자발적으로 하기도 하나 아직 도움이 필요
3) 적절한 의사표현이나 협조적 대인관계를 맺는 것이 아직 충분하지 아니하고 불안정
4) 자발적인 통원치료 및 약물복용이 대체로 가능하지만 아직 도움이 필요
5) 소지품 및 금전에 대한 기본적인 관리능력은 있으나 적절한 금전관리와 구매행위에 아직 도움이 필요
6) 대중교통수단이나 공공시설을 이용할 수 있으나 아직 도움이 필요

GAF(Global Assessment of Functioning Scale)척도	
정신건강-질환의 이론적인 연속선상에서 심리적, 사회적 그리고 직업적 기능의 수준을 고려하십시오. 신체적, 환경적 제약에 따른 기능의 장애는 포함시키지 마십시오. (참고 : 필요한 경우에는 중간 코드를 사용하시오. 예 : 45, 68, 72)	
100–91	• 광범위한 활동에서 최상의 기능, 삶의 문제가 조정불능 상태로 되지 않을 것으로 보인다. • 여러 가지 긍정적인 자질들 때문에 많은 사람들이 찾는다. • 증상은 없다.
90–81	• 없거나 최소한의 증상(예 : 시험 전의 가벼운 불안)만 있다. • 모든 영역에서 기능을 잘한다. • 광범위한 활동에 관심을 가지고 참여한다. • 사회적으로 효율적이고 일반적으로 삶에 만족한다. • 일상적인 문제와 걱정(예 : 가끔씩 가족들과 논쟁) 정도는 있다.
80–71	• 만약 증상이 있다면 일시적이고 심리사회적 스트레스에 대한 예측 가능한 반응(예 : 가족들과 논쟁 후 집중하는 데 어려움을 느낌) 정도이다. • 사회생활, 직업 또는 학업기능의 가벼운 장애(예 : 학업성적이 일시적으로 떨어짐) 정도는 있다.
70–61	• 약간의 가벼운 증상(예 : 우울한 기분과 가벼운 불면증)이 있다. • 사회생활, 직업 또는 학업기능에 약간의 어려움(예 : 가끔씩 무단결석을 함, 집안 물건을 훔침)이 있으나, 일반적으로 기능을 꽤 잘하고 몇 개의 의미 있는 인간관계를 유지하고 있다.
60–51	• 중등도의 증상(예 : 정동의 둔마와 말의 우원증, 간헐적인 공황발작)이 있다. • 사회생활, 직업 또는 학업기능에 중등도의 어려움(예 : 친구가 거의 없음, 직장 동료들과의 갈등)이 있다.
50–41	• 심각한 증상(예 : 자살사고, 심각한 강박적 행동, 빈번한 도둑질)이 있다. • 사회생활, 직업 또는 학업기능에 어떤 심각한 장애(예 : 친구가 전혀 없음, 직장을 유지하지 못함)가 있다.

40–31	• 현실검증력이나 의사소통에 약간의 장애(예 : 말이 한번씩 비논리적이고, 모호하거나 동문서답을 함)가 있다. • 직업 또는 학업, 가족관계, 판단력, 사고 또는 감정 등의 여러 영역에 중대한 장애(예 : 우울한 사람은 친구들을 피하고 가족들을 돌보지 않고, 일을 할 수가 없으며, 아이들은 더 어린아이들을 자주 때리고, 집에서 반항적이며 학교생활에 실패함)가 있다.
30–21	• 행동이 망상이나 환청에 상당히 영향을 받거나, 의사소통이나 판단력에 심각한 장애(예 : 가끔씩 지리멸렬하고 전반적으로 부적절하게 행동하며, 자살에 몰입)가 있다. • 거의 대부분의 영역에서 기능을 하지 못한다(예 : 하루종일 누워서만 지낸다, 무직, 집 또는 친구가 없다).
20–11	• 자신이나 남을 해칠 위험이 약간 있다(예 : 죽음이 명백히 예상되지 않는 자살시도, 자주 난폭해짐, 조증에 의한 흥분 상태). • 최소한의 개인위생을 가끔씩 유지하지 못한다(예 : 배설물을 칠함). • 의사소통의 전반적인 장애(예 : 대부분 지리멸렬하거나 함구 상태)가 있다.
10–1	• 자신이나 남을 심하게 해칠 위험이 지속된다(예 : 반복적으로 난폭해짐). • 최소한의 개인위생을 유지할 능력이 없는 상태가 지속된다. • 죽음이 명백히 예상되는 심각한 자살행동을 한다.
0	• 불충분한 정보

3. DSM-IV의 정신장애 진단 분류

DSM-IV에서는 정신장애를 다음과 같이 16개의 주요 진단군과 하나의 추가 항목으로 분류하고 있다(이근후 외, 1995)

1) 유아기, 아동기, 청소년기에 흔히 처음으로 진단되는 장애

이 광범위한 범주 속에는 대개 유아기, 아동기, 청소년기에 시작되는 지적, 정서적, 신체적 및 발달적 장애들이 포함된다. 예를 들어, 정신지체(지적장애), 품행장애, 운동기술장애, 의사소통장애, 발달장애, 분리불안장애, 주의력결핍 / 과잉행동장애, 그리고 말하기나 읽기, 산수, 쓰기 기술의 습득이 지체되는 학습장애 등이 있다.

2) 섬망, 치매, 그리고 기억상실장애 및 기타 인지장애

섬망의 경우, 의식이 흐려지고 주의가 저하되며 사고의 흐름이 일관성이 없어진다. 치매는 정신능력의 퇴화, 특히 기억의 퇴화가 두드러진 것으로 알츠하이머병, 물질남용, 다른 여러 의학적 조건, 뇌졸중 등과 관련된다. 기질성 정신장애에는 간질, 노인성 정신질환, 정신활동성 물질로 유도된 기질성 정신장애 등이 있다.

3) 다른 곳에 분류되지 않는 일반적인 의학적 상태로 인한 정신장애

(1) 물질관련 장애

여러 종류의 물질들 즉, 알코올, 아편, 코카인, 암페타민(또는 암페타민 유사), 환각제, 흡입제, 니코틴, 대마계 제제, 펜사이클리딘(또는 펜사이클리딘 유사), 진정제, 수면제, 항불안제, 복합물질, 기타 등을 복용한 결과 사회적 또는 직업적 기능을 손상시킬 정도로 행동이 변화된 물질관련 장애이다.

(2) 정신분열병과 기타 정신증적 장애

정신분열장애를 앓고 있는 사람들은 자신의 몸을 돌보고 사회적 관계를 형성하거나 직업수행에서 퇴화되어 있다. 정신분열병, 정신분열형 장애, 분열정동장애, 망상장애, 단기 정신증적 장애, 공유정신증적 장애, 달리 분류되지 않는 정신증적 장애 등이다. DSM-IV에서는 편집장애와 망상형 정신분열병을 구별한다. 즉 보다 심각한 장애인 정신분열병에서는 망상이 기괴하고 단편화되어 있으며, 환각으로 인한 장애도 더 크다.

(3) 기분장애

기분장애는 정동장애이다. 양극성장애에는 혼합형, 조증, 우울, 순환성 등이 있고, 우울장애에는 단일 에피소드[1], 반복성, 기분 변조성 또는 우울신경승 등이 있다.

주요 우울증 장애는 슬픔이 깊고, 낙담해 있으며, 수면장애 및 식욕감퇴, 체중 및 활기가 조증의 일화를 경험하거나 조증 및 우울증 모두를 경험한 사람에게 붙여진다. 조증장애는 기분이 좋아 보이고, 쉽게 흥분하고 평상시보다 활동적이고 수다스러우며, 주의가 산만하고, 팽배한 자존심으로 가득 차 있다고 기술될 수 있다.

(4) 불안장애

어떤 유형의 불안을 핵심장애로 갖고 있는 경우이다. 공포증을 가

1) 의학, (재발성 질환의) 증상 발현(發現).

진 사람은 어떤 대상이나 상황을 너무 무서워해, 그 무서움이 합당한 이유가 없고 불합리하다는 것을 스스로 알고 있지만 그 대상을 회피하게 된다. 공황장애, 특정 공포증, 사회공포증, 범불안장애, 강박장애, 외상 후 스트레스 장애, 급성스트레스 장애 등이 있다.

(5) 신체형장애

신체형장애의 신체증상들은 생리학적 원인이 알려져 있지 않지만 심리학적 목적을 가지고 있다. 신체형장애를 가진 사람은 오랫동안 여기저기 신체적 증상들 때문에 의사를 찾아다니거나 약을 복용한 경력을 갖고 있다. 신체화 장애, 감별불능 신체형 장애, 전환장애, 동통장애, 건강염려증, 신체변형장애, 달리 분류되지 않는 신체형 장애 등이 있다.

(6) 허위성장애

IP(환자로 지목된 사람, identified patient)의 역할을 하려는 명백한 심리적 욕구 때문에 신체적 혹은 심리적 증상을 의도적으로 만들어 내거나 가장하여 불편을 호소하는 경우에 해당된다.

(7) 해리성장애

심리적 해리는 기억과 정체감에 영향을 주는 갑작스런 의식상의 변화를 말한다. 해리성 기억상실, 해리성 둔주, 해리성 정체감 장애(중다인격장애), 이인성 장애, 달리 분류되지 않는 해리성 장애 등이 있다.

(8) 성 장애 및 성정체감 장애

성 장애에는 세 하위 범주가 있다. 첫째, 물품음란증, 동물기호증, 소아기호증, 노출증, 관음증, 성적 가학증 및 피학증 등과 같은 변태

성욕의 경우에는 성적 만족의 근원이 일반적 / 통상적이지 않는 것에 있는 경우이다. 둘째, 성기능장애를 보이는 사람들은 보통의 성적 반응 패턴을 갖기 못한다. 즉 발기 상태를 유지할 수 없고, 조루, 오르가즘이 억제되는 것 등이 문제이며 성기능부전(성기능장애), 성욕장애, 절정감장애, 성교통증장애, 일반적 의학적 상태로 인한 성기능부전 등이 있다. 셋째, 성정체감 장애를 가진 사람들은 자신의 해부학적 성에 대해 불편하고 부적합하다는 느낌을 갖고 있고 자신을 자신과 다른 성을 가진 것으로 생각하며, 성전환욕구장애 등이 있다.

(9) 섭식장애

신경성 식욕부진증(거식증)을 가진 사람들은 흔히 살찌는 것에 대한 강렬한 공포 때문에 먹는 것을 회피하고 살이 빠진다. 신경성 폭식증의 경우, 폭식과 더불어 이를 보상하려는 자기 유도적 구토 등의 삽화를 빈번하게 보인다.

(10) 수면장애

수면장애는 수면의 양과 수면의 질, 혹은 수면 시간 등에서 문제가 있으며, 일차성(원발성) 수면장애, 수면관련 장애, 기타 정신장애 관련 수면장애, 기타 수면장애 등이 있다.

(11) 다른 곳에 분류되지 않는 충동조절장애

행동이 부적절하고 통제되지 않는 경우에 해당된다. 결과가 어떻게 될 것이냐에 대한 생각 없이 욕구를 즉각적으로 충족시키고자 하거나 어떤 행동의 충동을 즉각적으로 표현하고자 하는 경향을 특징으로 한다. 충동조절장애에는 병적 도벽, 절도광, 방화광, 간헐적 폭발성 장애, 발모광 등이 있다.

(12) 적응장애

적응장애는 주된 생활 스트레스로 인해 어떤 정신적인 충격을 받은 후 사회적으로나 지엽적으로 기능적 장애를 내는 것이며, 이혼, 사업의 위기, 가정불화, 부모가 되는 것, 또는 정년퇴직 등과 같은 특수한 그러나 확인할 수 있는 스트레스에 직면했을 때 3개월 이내에 나타나는 부적응적 반응으로 정서적 · 행동적 증상이 생기는 것을 말한다. 특히 인격 면에서 취약점을 많이 갖고 있는 사람에게는 대단치 않은 충격에도 심한 반응을 나타낸다. 우울기분, 불안, 품행장애, 감정 및 품행장애, 불특정형 등이 있다.

(13) 인격장애

인격장애는 "융통성 없고 부적응적인" 행동패턴으로 정의된다. 크게 3가지 유형으로 분류해 볼 수 있다. 첫째, A군에는 괴상하거나 엉뚱해 보이는 인격장애로서 편집성 인격장애, 분열성 인격장애, 분열형 인격장애 등이 해당되며, 둘째, B군에는 극적이고 감정적이고 변덕스러운 인격장애로서 반사회적 인격장애, 경계성 인격장애, 히스테리성 인격장애, 자기애성 인격장애 등이 해당된다. 셋째, C군에는 불안해 보이고 두려워하는 인격장애로서 회피성 인격장애, 의존성 인격장애, 강박성 인격장애 등이 있다. 그 외 달리 분류되지 않는 인격장애가 있다.

(14) 임상적 관심의 초점이 될 수 있는 기타 상태

의학적 상태에 영향을 미치는 심리적 요인, 투약으로 유발된 운동장애, 관계의 문제, 학대나 유기와 연관되는 문제, 임상적 관심의 초점이 될 수 있는 부가적 상태 즉, 반사회적 행동, 꾀병, 부부 문제, 직업 문제, 발달단계의 문제, 문화적응의 문제 등이 포함된다.

CHAPTER 09

지 적 장 애

정신지체(Mental Retardation)는 2007년도에 장애인복지법에서 지적(知的)장애(Intellectual Disabilities)로 그 명칭이 바뀌었으나, 다른 법령에서는 아직 개정이 이루어지지 않은 경우가 많고, 정신의학이나 특수교육의 영역에서는 아직 정신지체가 공식적인 학술용어로 사용되고 있다. 그러나 점차 지적장애라는 용어로 바뀌어가야 할 것이다.

여기서는 정신지체와 지적장애를 혼용하여 살펴보았다(민성길 외, 2006 ; 박승희, 2007 ; 이근후 외, 1997 ; 이정균 외, 2000).

1. 지적장애의 개념

일반적으로 지적장애 또는 정신지체는 제한된 지적능력과 주변 환경의 사회적 요구를 극복하는 데 어려움이 있는 상태를 말한다. 정신지체와 지적장애에 대한 정의에서 가장 광범위하게 인정을 받고 있는 미국정신지체협회(AAMR)에서는 1992년, "정신지체는 현재 기능에 실질적인 제한성이 있는 것을 지칭한다. 정신지체는 유의하게 평균 이하인 지적 기능과 동시에 그와 연관된 적응적 제한성이 두 가지 혹은 그 이상의 실제 적응기술 영역들 즉, 의사소통, 자기관리, 가정생활, 사회성 기술, 지역사회 활용, 자기지시, 건강과 안전, 기능적 학업교과, 여가, 직업기술의 영역에서 존재하는 것으로 특징지어지며, 18세 이전에 나타난다."고 정의하고 있다. 또한 2002년에는 "정신지체란 지적 기능과 개념적, 사회적, 실질적 적응기술에서 심각한 제한으로 특징지어지는 장애이며, 이러한 장애는 18세 이전에 시작된다."고 정의하고 있다. 이러한 정의를 바탕으로 정신지체의 용어도 지적장애(Intellectual Disabilities)로 점차 바뀌고 있다.

세계보건기구(WHO)는 "정신지체는 정신발달이 정지된 또는 불완전한 상태로서 특히 발달 초기에 나타나는 지능의 장애로 특징지어진다."라고 정의하고 있으며, 단순히 기능 수행의 수준만이 낮을 때에는 정신지체로 보지 않으며, "지적 기능 수행의 수준이 낮아 정상적인 사회환경에 적응하는 능력에 한계가 있을 경우에만 정신지체라 한다."라고 밝히고 있다

과거에는 지적장애를 우둔, 치우, 백치, 정신결함, 정신박약과 같이 명명하였고, 타고나는 것이기 때문에 치유불능이라고 생각하였다. 하지만 현재에는 정신지체, 발달장애, 인지발달의 결함, 지적장애 등으로 언급하고 있으며, 지적장애를 가진 사람들의 치료와 지도 방법들이 전문화, 다양화, 체계화되고 있다.

2. 지적장애의 진단기준과 분류

1) DSM-IV에 의한 지적장애의 진단기준

DSM-IV의 다축진단체계에서 Axis II에 인격장애와 함께 기술하게 되어 있으며, 진단기준은 다음과 같다.

〈표 9-1〉 DSM-IV에 의한 지적장애의 진단기준

A	• 평균 수준 이하인 심한 지적 기능: 개별적으로 실시된 지능 검사에서 70 이하의 지능지수(유아의 경우는, 지적 기능이 유의하게 평균 이하라는 임상적 판단)
B	• 다음 항목 가운데 적어도 두 가지 항목에서 현재의 적응 기능 결함이나 장애를 동반한다. : 의사소통, 자기 돌봄, 가정생활, 사회적 기술과 대인관계적 기술, 지역사회자원의 활용, 자기관리, 기능적 학업기술, 여가, 건강 및 안전
C	• 18세 이전에 발병한다. • 지능 장애의 수준을 반영하는 심각도에 근거한 진단부호 – 가벼운 정도의 정신지체: 지능지수 50~55에서 약 70까지 – 중간 정도의 정신지체: 지능지수 35~40에서 50~55까지 – 심한 정도의 정신지체: 지능지수 20~25에서 35~40까지 – 아주 심한 정도의 정신지체: 지능지수 20 또는 25 이하 – 정도를 세분할 수 없는 정신지체: 정신지체라는 강한 심증은 있지만, 표준화 검사에 의해 지능을 측정할 수 없는 경우

위에서 살펴본 것처럼, 지적장애는 지적 기능의 손상 정도와 심삭도에 따라 경도, 중도(中度), 중도(重度), 최중도로 진단해 볼 수 있다. 일반적으로 경도와 중도(中度) 지적장애는 환경적 요인에 의해 중도 및 최중도 지적장애는 생물학적 요인에 의해 영향을 많이 받는 것으로 보고되고 있으며, 이를 확인할 수 있는 사례가 전체의 75%를 차지한다고 한다.

중도 및 최중도 지적장애의 경우에는 생물학적 이상이 지적장애의 중요 원인이기 때문에 뇌성마비, 발작, 감각장애, 자폐증 등의 다른 장애가 수반되는 경우가 많다.

2) 지적장애의 분류

지적장애의 분류는 크게 지능지수에 의한 분류와 적응력에 의한 분류로 나누어진다.

〈표 9-2〉 지능지수에 의한 지적장애의 분류

	지 능	특 징
경도	50~70	• 지적장애의 약 85%를 차지한다. • 취학 전에 사회적 기술과 의사소통 기술이 발달되고 감각운동에 장애가 아주 적기 때문에 나중까지도 일반 소아들과 잘 구별되지 않는다(10대 후반기에 대략 초등학교 6학년까지의 학업기술 습득 가능).
중도 中度	40~55	• 지적장애의 약 10%를 차지한다. • 초기 소아기에 의사소통의 기술 습득 가능하다. • 직업훈련, 사회적・직업적 기술 훈련 가능, 중간 정도의 지도・감독으로 자기관리가 가능하다(단, 초등학교 2학년 수준 이상을 넘어서기는 불가능).
중도 重度	25~40	• 지적장애의 약 3~4%를 차지한다. • 초기 소아기에 의사소통적 언어를 조금 배우거나 혹은 전혀 배우지 못한다. • 학령기에 말하는 것을 배울 수 있고, 기초적인 자기보살핌 기술 훈련이 가능하다(아주 제한된 정도의 기술 습득과 생존에 필요한 단어를 읽는 기술 습득).
최중도	25 이하	• 지적장애의 약 1~2%를 차지한다. • 초기 소아기에 감각운동 기능의 상당한 장애를 나타낸다. • 지속적인 도움과 지도・감독, 보호자와 개별적인 관계가 지속되는 고도로 체계화된 환경 아래서는 적절한 발달이 가능하다.

〈표 9-3〉 적응력에 의한 지적장애의 분류

	학령전기 0~5세 (성숙과 발달)	학령기 6~21세 (훈련과 교육)	성인 21세 이상 (사회적, 직업적응적)
경도	의사소통과 사회적응 기능, 감각운동 면에서 약간의 장애, 나이가 들기 전에는 정상아와 구별되지 않음	10대 후반에 약 6학년 수준까지 학습 가능, 고등교육은 불가능, 사회적응 지도 가능	적절한 훈련과 교육 후 사회 직업활동 가능 심각한 사회적·경제적 긴장 하에서는 지도·감독이 수시로 필요
중도 中度	언어에 의한 의사소통 가능, 약간의 사회의식 소유, 양호한 근육 발달, 신변처리훈련의 유용, 약간의 감독 필요	특수교육이 주어지면 10대 후반에 가서 2학년 정도의 학습 가능, 친숙한 장소는 혼자 다님(교육가능급).	비/반 훈련직에서 자기 생계유지 가능, 약간의 사회적·경제적 긴장 하에서도 감독과 지시 필요
중도 重度	빈약한 근육 발달, 최소한의 언어 구사, 신변처리 훈련 불가능	의사소통력 학습 가능, 기본적인 위생습관 학습 가능, 학교 학습은 불가능, 조직적인 습관 훈련이 가능(훈련 가능)	완전한 감독 하에서 부분적으로 자기 생계유지 가능, 한정된 환경에서 최소한의 자아 보호력 발달 가능
최중도	심한 지체, 최소한의 감각운동 능력, 보호감독 필요	약간의 운동 능력, 신변처리의 최소한 혹은 제한된 훈련에 반응 가능	약간의 운동력과 언어 구사, 매우 제한된 신변처리력, 전적인 보호·감독 필요

3) 우리나라 장애인복지법에 의한 지적장애의 등급 기준

〈표 9-4〉 지적장애의 장애등급

장애등급	장 애 정 도
1급	지능지수와 사회성숙지수가 34 이하인 사람으로 일상생활과 사회생활의 적응이 현저하게 곤란하여 일생동안 다른 사람의 보호가 필요한 사람
2급	지능지수와 사회성숙지수가 35 이상 49 이하인 사람으로 일상생활의 단순한 행동을 훈련시킬 수 있고, 어느 정도의 감독과 도움을 받으면 복잡하지 아니하고 특수기술을 요하지 아니하는 직업을 가질 수 있는 사람
3급	지능지수와 사회성숙지수가 50 이상 70 이하인 사람으로 교육을 통한 사회적·직업적 재활이 가능한 사람

출처: 보건복지가족부, 2008 장애인의 장애등급표.

3. 지적장애의 원인과 유병률

지적장애의 원인은 밝혀진 것만 해도 200여 가지가 되지만 아직도 원인을 정확히 알 수 없는 경우가 더 많다. 그러나 일차적으로 원인을 크게 나누면 유전적인 요소와 출생 후의 환경적인 요소로 나눌 수 있지만 경우에 따라서는 이 두 가지가 복합적으로 섞여 있는 경우도 많다.

1) 유전적 원인

염색체 이상이 지적장애와 연관이 된다. 그러나 성염색체의 이상은 반드시 지적장애와 연관되는 것은 아니다. Turner 증후군을 가진 아동 중에는 보통 혹은 보통 이상의 지능을 보이는 경우도 있다.

(1) 다운증후군(Down's Syndrome)

일반적으로 사회적 기술은 비교적 뛰어난 편이지만 정서 발달은 느리며, 정서 표현을 거의 하지 않는다. 21번째 염색체가 2개이어야 하는데, 3개로 되어 나타나며 발병률이 신생아 600~800명당 1명 정도이나, 산모의 연령이 35세가 넘으면 발병률이 280명당 1명 정도로 급격히 높아진다. 전체 장애아 출생의 10%에 해당된다. 최근 통계는 지적장애의 5~6%, 수용시설의 10%에서 이 증상을 볼 수 있다고 보도하고 있다.

(2) X결함 증후군(Fragile X Syndrome)

지적장애를 유발하는 염색체 이상 중 다운증후군 다음으로 흔하며, 23번째 성염색체의 돌연변이에 의해 발생하며, 지적장애 및 자폐 증상을 유발한다. 발현율은 남아 1,000명 중 1명, 여아 2,000명 중 1명으로 보고된다. 본 증후군을 가진 아동은 정상에서 각 수준의 지적장애까지의 지능을 보인다. 행동상의 문제로 주의력결핍, 과다행동장애, 학습장애, 자폐증과 같은 전반적 발달장애 등이 동반될 수 있다.

(3) 터너 증후군(Turner's Syndrome)

여아의 23번째 성염색채가 2개이어야 하는데 1개 있는 현상으로 지적장애 및 성선발육 부전으로 난소가 없는 것이 특징이다. 여성에게만 영향을 미치는 것으로 난소가 발달되어 있지 않거나 없는 상태를 포함하는 비정상적인 성적 발달로 귀착한다. 어떤 경우에는 지적장애를 동반하기도 하지만 터너증후군을 지닌 모든 사람이 지적장애를 갖는 것은 아니다. 이 증후군은 때때로 어린 여성이 사춘기에 들어서지 못할 때까지 발견되지 않기도 한다.

(4) 기타 염색체 이상

William's 증후군, Edwards 증후군, Lesh-Nyhan 증후군, 클라인펠터 증후군(Kleinfelter Syndrome) 등이 있다.

(5) 페닐케톤뇨증(PKU, Phenylketonuria)

단순 체염색체성 열성유전의 아미노산 대사 장애이다. 출현빈도는 인구 1~2만 명에 1명이다. 생후 혈액검사를 통해 진단이 가능하고, 출생 후부터 일정 기간(약 5~6세 경까지) 단백질이 포함 안 된 식이요법을 하면 지적장애의 예방이 가능하다.

(6) 레트장애

의사소통, 운동, 사회성 영역의 기능 저하가 대개 만 1세 이후에 시작된다. 자폐증과 유사한 증상들과 이갈기, 언어소실, 과호흡증,

불규칙한 호흡, 손의 상동행동 등이 전형적으로 나타난다. 나이가 들면서 보행실조가 진행되고, 척추만곡증, 간질 등이 동반된다.

그 외에도 갑상선 기능저하증, 갈락토스혈증(Galactosemia), 뇌결절성경화증(Tuberous Sclerosis) 등이 지적장애의 유전적인 요인으로 알려져 있다.

2) 산전 원인

정상적인 태아의 발달을 위해서는 산모의 신체적 · 정신적 건강이 필요하다. 산모의 만성적인 질환과 조절되지 않는 당뇨, 빈혈, 고혈압, 장기간의 술, 마약 섭취 등은 태아의 정상적인 뇌 발달을 저해한다.

(1) 산전 감염

임신 중 산모가 감염되어 그 원인균이 태반을 통해 태아에게 감염됨으로써 선천성 기형과 지적장애의 원인이 될 수 있다. 임신 첫 삼분기의 바이러스성 질환의 감염이 특히 위험도가 높다. 세포거대성 봉입체병, 선천성 풍진, 매독, 톡소플라스마증, 그리고 최근 문제되는 후천성 면역결핍증(AIDS) 등이 있다.

(2) 태아 알코올 증후군

임신 중의 지속적인 음주는 발육부진, 신체기형 및 지적장애를 동반하는 태아 알코올 증후군을 유발한다. 학습장애, 주의력결핍으로 인한 과잉행동증(ADHD) 등이 흔히 동반된다. 심장기형도 흔하다. 임신 중 습관적으로 많은 양의 술을 마신 산모의 15%에서 선형적인 태아 알코올 증후군을 보이는 아이를 분만하는 것으로 보고된다.

(3) 산전 약물 투여

임신 중의 약물복용, 납 등 중금속이나 일산화탄소 등의 독성물질 섭취, 산모의 임신중독증, 신장염, 당뇨병 또는 영양실조와 산모와 태아 간의 혈액부적합에 의한 고(高)빌리루빈혈증 및 핵황달 등이 지적장애의 원인이 될 수 있다. 임신 중의 지나친 흡연도 미숙아의 출산과 이에 동반되는 지적장애의 출현 위험성을 높인다.

(4) 기타 임신 중의 문제

조절되지 않은 산모의 당뇨, 임신 중 영양실조, 질출혈, 전치태반, 태반조기박리 등은 태아에게 저산소증을 유발하여 뇌손상을 가져올 수 있다. 산전 상해로서, 드물지만 방사선, 저산소증 등에 의한 뇌의 손상 등이 있다. 선천성 갑상선기증저하증이 가장 흔한 것으로 그 출현율은 신생아 4천명에 1명이다. 뇌하수체의 이상으로 보이는 Marfan 증후군도 지적장애를 나타낼 수 있다. 영양부족, 특이식, 기생충증, 비타민의 결핍 또는 과다섭취 등 영양의 불균형에 의해 아동의 신체 발육 지연과 더불어 지적장애가 초래되기도 한다.

3) 주산기 원인

36주 이하 임신 기간의 조산아, 또는 2,500g 이하의 미숙아는 유아 사망률이 높을 뿐 아니라 지적장애의 발현율이 정상아에 비해 10배 정도 높다. 태내 발육지연과 임신 개월 수에 비하여 작은 아이나, 영양상태가 나쁜 태아 또는 출산 지연과 임신 주수에 비하여 너무 큰 태아나 출산 시 체중이 4,500g 이상 되는 아이들에서도 위험율이 높다. 특히 출생 시 체중이 1,000g 이하의 저체중을 가진 신생아는 뇌성마비, 정신지제, 자폐증, 심한 학습장애가 동반된 낮은 지능 등의 심각한 장애를 많이 보인다. 주산기 저산소증은 태반조기박리, 전치

태반에 의한 과다출혈이 원인이다. 반면, 산후 저산소증은 심한 빈혈, 쇼크, 중독경련, 손상 등에 의한다. 출산시의 기계적 상해로서 난산에 의한 뇌손상, 수막 및 혈관손상, 혈전증 등이 있다. 이러한 고위험 아동에게 사회환경적 결핍이 추가되면 적응에 더 큰 악영향을 미친다.

4) 출생 후 원인

(1) 감염

바이러스, 세균, 기생충, 진균 등에 의한 뇌염 또는 뇌막염 등이 지적장애를 일으킬 수 있다. 홍역, 풍진, 볼거리 등의 감염후성 뇌염과 예방 접종 후 뇌염, 자가면역 및 면역결핍에 의한 뇌 감염도 있다. 뇌염과 뇌수막염은 뇌 발달에 심각한 손상을 입힐 수 있다. 비록 예방 접종에 의해 빈도가 많이 감소되기는 했지만 풍진에 의한 뇌염은 심각한 뇌의 후유증을 남긴다. 뇌수막염이 시간이 한참 경과한 뒤에 발견되어 치료한 경우에는 아동의 지적 발달에 심한 장애를 남기기도 한다.

(2) 종양

두 개강 내 종양은 유아기에는 드물고, 7~8세까지 빈도가 높아지다가 청소년기에 감소한다.

(3) 외상

뇌에 외상 내지 손상을 입었을 때 즉 교통사고나 경련 시, 그리고 넘어지거나 떨어졌을 때, 특히 아동학대시 후유증으로 지적장애가 생긴다. 마취나 질식 때도 같은 상태가 나타날 수 있다.

(4) 퇴행성 장애

Huntington병은 우성유전으로 4세 이전에도 올 수 있으며 진행성 치매, 무도성 운동, 사망의 과정을 밟는다. Shilder병은 넓게 퍼져 있는 결절로서 대뇌백질의 광범위한 변성과 더불어 경련성 마비와 진행성 치매가 나타난다. 결국 사망에 이르는 병이다. 납중독과 같은 독성물질에의 노출도 지적장애의 원인이 된다.

5) 환경적 요인

특이한 기질적 병변이 없이 양육의 잘못, 사회적 · 언어적 기타 자극의 결핍 등 불리한 환경조건에 의해 지적장애가 생긴 것을 말한다.

(1) 정신사회적 불이익

부모 중 한 사람, 또는 동기 중에 하나 이상에서 저지능을 보이는 경우이다. 보통 주거환경, 영양상태, 의료혜택 등이 좋지 않은 환경에 처해 있고 조산, 미숙아 출산, 사산, 감염성 질환 이환 등이 높다.

(2) 감각박탈

부모-자녀 관계에 의한 것으로, 모성박탈이 심했거나 장기간 격리에 의한 극단적인 환경적 제약 등이 속한다.

6) 기타

한 가지 또는 그 이상의 특수감각의 결함, 예를 들어 청각장애, 시각장애 등으로 인한 감각적 자극의 결여에 의해 이차적으로 지적장애가 동반될 때와 다양한 생물학적 사회적 요인들이 복합적으로 작용하여 지적장애의 원인이 될 때, 또는 그 원인이 명확하지 않을 때 이 범주에 속한다.

7) 유병률

지적장애의 유병률은 IQ를 기준으로 했을 때 전체인구의 2~3% 가량 되는 것으로 추정한다. 하지만 IQ와 적응행동 둘 다에 의해 정의할 경우에는 유병률이 1% 정도로 떨어진다. 이것은 지적장애를 가진 사람들의 절반 정도는 환경에 적응적인 행동을 보이고 있기 때문이다. 전체 지적장애를 가진 사람들 중에서 경도 지체가 85%, 중도(中度) 중도(重度) 지체가 약 10%, 최중도 지체가 3~4%이고 아주 극심한 경우가 1~2% 정도인 것으로 알려져 있다. 외국에서는 전체 지적장애인 중 약 4%가 특수시설에 수용되어 있다고 한다.

지적장애를 가진 사람들이 일상생활에서 남에게 의존하는 정도는 일부 남의 도움이 필요한 경우가 31.1%, 거의 대부분의 일이 남의 도움이 필요한 경우가 24.8%, 전적으로 도움이 필요한 경우가 23.8%, 대부분의 생활은 도움 없이 할 수 있는 경우가 20.3%로 알려져 있다.

4. 지적장애의 특성

지적장애를 가진 사람은 지적 문제가 심각할 뿐만 아니라 신체, 감각, 운동, 언어, 사회정서, 행동 체계 등 여러 방면에 걸쳐 폭넓게 손상이 나타날 수 있다. 지적장애를 가진 사람들의 특성을 신체적 · 의학적, 학습과 인지, 사회적 능력과 의사소통, 행동문제 부분으로 나누어 살펴보았다(백은희, 2005 ; 신현기, 2006).

1) 신체적 · 의학적 특성

상당수의 지적장애를 가진 사람들은 조그만 이상으로부터 신체의 크기나 모양이 왜곡되는 심한 이상에 이르기까지 넓은 범주에 걸친 외모를 가지고 있다. 그들 중에는 신체적인 면에서 비장애인들과 잘 구별되지 않는 사람들도 있기 때문에 외적인 상태만으로 판단할 수는 없다.

하지만 신체적 기능에 있어서 지적장애를 가진 사람의 최고 20%가 발작장애가 있으며, 운동장애, 시력손상, 청력손상 등의 문제가 있다. 신체적 외모와 기능의 이상은 뇌성마비, 간질, 심장문제, 신장질환 같은 의학적 상태와 마찬가지로, 특히 심한 수준의 지체와 관련이 있다. 지적장애를 가진 사람의 수명은 종전보다는 길어졌지만 여전히 평균보다 낮다.

2) 학습과 인지적 특성

(1) 주의집중의 곤란

주의집중 지속시간, 주의집중의 범위와 초점, 선택적 주의(중요한 자극특성의 변별)에 심한 곤란과 어려움을 가지고 있다.

(2) 학습전략의 곤란

지적장애를 가진 사람은 주어진 투입정보를 나중에 재생하기 위해 조직하고 구성하는 효과적인 기술이 부족하다.

(3) 단기기억의 곤란

지적장애를 가진 사람들은 상대적으로 장기적으로 정보를 보유하지만, 단기기억 분야에 곤란을 보인다. 흐트러진 숫자의 기억과 같은 비연속적인 단기기억에 곤란을 보이며 장기기억은 그에 비해 덜 손상되어 있다.

(4) 전이와 일반화와 추상화의 곤란

지적장애를 가진 사람들은 새로운 일이나 문제 자극 상황에 지식이나 기술을 적용하는 능력에 곤란을 보인다. 그들은 선행경험을 미래의 비슷한 상황이나 문제해결에 도움이 되도록 사용하지 못한다. 추상적 · 상징적으로 사고하는 능력이나 추상적 자료를 가지고 일하는 능력이 제한되어 있다.

(5) 우발학습의 경향

지적장애를 가진 사람들은 상당히 비능률적으로 학습하는 경향이 있다. 그것은 우발적인 정보에 더 주의를 기울이는 경향이 강하기 때문이다.

(6) 낮은 학습동기

지적장애를 가진 사람들은 집중력이나 학습전략, 기억 등에 있어 어려움을 겪으며 그로 인한 계속되는 좌절을 경험하게 된다. 이는 학습된 무력감을 가지며 학습동기 또한 낮다. 그 결과 학습속도가 느리고 학업성취 면에서도 부진하다.

3) 언어발달과 사회적 특성

지적장애를 가진 사람은 언어에 어려움이 있을 뿐만 아니라, 인간관계를 어렵게 할 수 있는 의사소통 방식을 사용하는 경우도 많다. 이는 사회성 발달에도 큰 영향을 미친다.

(1) 언어발달의 특성

-, 언어발달의 속도가 느리며, 열등한 인지능력이 언어발달지체에 기인한다.

-, 언어연령이 정신연령보다 낮다.
-, 조음문제, 음성장애, 말더듬, 구어발달의 지체, 제한된 어휘, 정확치 않은 문법 사용의 문제를 가지고 있다.

(2) 사회적 특성

-, 적응능력이 부족하고 자아개념이 낮아 사회성 발달에 부정적인 영향을 준다.
-, 자기 지향적이지 못하고 책임감이 없으며, 사회적 기술이 부족하다.
-, 부적절한 행동으로 인하여 대인관계에 있어서 거부를 당한다.

4) 정서적 · 행동적 특성

지적장애가 있는 사람들은 여러 가지 정서적 · 행동적 문제들로 인해 시회적 적응력이 뒤떨어지게 된다. 그리고 문제행동 발생률의 빈도는 연령이 높아질수록, 지체의 정도가 심해질수록 증가한다.

지적장애가 있는 사람들은 지적장애가 너무 눈에 띄는 바람에 다른 문제들을 알아보기 어렵게 만든다. 정서나 행동의 문제에 발작과 같은 신경학적 요인들이 원인으로 작용한다는 데에는 의문의 여지가 없으며, 이 요인들은 지체의 정도가 심할수록 더 큰 역할을 하는 것으로 생각된다. 생물학적 요인의 작용은 특정한 유전적 증후군과 특정한 문제행동의 관계를 보면 잘 드러난다. 발달할 수 있는 기회의 결여와 지적장애라는 낙인도 정신 병리나 문제행동 발생에 영향을 미칠 수 있으며, 가정이나 그 밖의 환경도 일정한 역할을 할 수 있다.

(1) 실패의 예상과 동기부족

잦은 실패와 좌절로 인해 학습된 무력감을 경험하고, 실패를 예상한다. 이를 피하기 위해 낮은 기대와 목표를 설정한다. 이러한 실패의 예상은 동기유발에 부정적인 영향을 미친다.

(2) 의존성 · 외부 지향적 특성

지적장애를 가진 사람들은 문제 상황을 해결하기 위해 일반적으로 다른 사람에게 의존하는 것으로, 이는 곧 그들 자신의 능력을 불신한 결과이다.

(3) 부정적 자아개념

지적장애를 가진 사람들은 열등한 자아개념을 가진다. 그들은 자신의 능력과 잠재성에 대해 부정적이며, 이런 부정적 자아개념은 생활에의 부적응과 중요한 상관관계를 가진다.

5. 지적장애의 치료와 재활

지적장애를 가진 사람들의 치료와 재활은 다양한 학문 분야의 전문가들이 팀 접근(team-approach)을 해야 한다. 사회복지사는 지역사회에서 이러한 팀 접근에 의한 서비스를 관리 · 조정하는 사례관리자의 역할을 수행해야 할 것이다.

1) 전반적인 의학적 조치

정기적인 예방접종 계획표에 따른 접종 실시, 발달 평가, 치아 건강 유지, 일반적인 질병 처치 등이 필요하다. 뇌성마비나 다운증후군이 동반된 경우는 발병 가능한 각종 신체질환에 대한 조치가 필요한 경우도 있다.

2) 조기교육 및 특수교육

특수교육진흥법의 규정에 의해 이들의 교육을 규정하고 있으며, 조기교육과 특수교육의 시행은 가능한 빠를수록 좋다.

3) 약물 치료

지적장애를 가진 사람들에게 약물을 사용하는 것은 지적장애 그 자체를 호전시키거나 근절시키지는 못한다. 약물치료는 보조적 방법이며, 기질적 원인들을 예방하거나 교정하는 것에 불과하다. 이는 지적장애의 치료나 교육에 있어서 주종을 이루는 치료방법은 아니다. 약물은 사용하기 전에 항상 행동 수정 방법 등으로 행동 교정을 시도해야 하며, 이러한 방법이 행동 교정에 효과가 없을 때에 약물 사용을 고려하여야 한다. 약품은 부작용이 없는 가장 적합한 약을 선택하여 사용해야 한다. 자해, 상동증, 난폭행동, 과잉행동 등에는 약물 투여에 의해 증상이 완화되기도 한다.

4) 행동수정

지적장애를 가진 사람에 대한 종합적 처치에는 의료절차, 개인치료, 가족치료 등이 포함되나 행동적 기법이 가장 중요하다. 행동수정은 지난 수십 년간 시설에서 광범위하게 적용되었는데, 지적장애를 가진 사람들을 단순히 보호하는 차원에서 적극적으로 치료하려는 단계로 전환시켜준 계기가 되었다. 학습이론은 자립기능, 모방과 주의집중, 학업 및 작업 기술, 사회적 기술 및 언어 등을 훈련하는 데 이용되고, 공격, 자기자극, 자해, 감정발작, 거식증, 이식증(종이, 머리카락 등을 먹는 증세) 등과 같은 부적절한 행동을 줄이기 위하여 이용되는데 이러한 훈련은 상당한 도움이 되고 있다. 학업기술의 지도에 있어서 동기유발방법으로 성공했을 경우에 토큰을 주거나 장신구, 돈, 사탕 혹은 더 큰 것으로 보상해 주는 것 등이 효과적으로 쓰이고 있다.

5) 사회기술 훈련

장애인 올림픽, 춤, 외출, 여행 등 다양한 기회를 통하여 이들에게 적절한 운동, 사회 및 오락 활동을 돕는다.

6) 부모 상담

대개 부모들의 심리반응을 보면 부정-분노-타협-수용의 단계를 거친다. 따라서 이들 단계에 따른 대처가 필요하다. 그러나 일부는 심한 갈등을 겪거나 지적장애에 대한 잘못된 견해를 갖기도 하여 진료나 교육에 지장을 초래하기도 한다.

7) 정신치료

학령전기에는 대개 말이 늦고 또래 관계가 어렵다. 학령기에는 학습, 사회기술 습득과 자조 능력의 지연으로 인해서 자아상이 낮고 과제를 회피하거나 수동적 태도, 우울감, 공격적 행동이 나타난다. 청소년기가 되면 대개 적응을 해나가지만 초기의 수동적이거나 공격적 행동이 계속되기도 한다. 그렇기 때문에 이와 같은 적응 곤란을 방지하기 위해서 긍정적인 자아상을 심어주도록 노력하고 스스로 자신의 가치를 느낄 수 있도록 정신치료를 통해 돕는다.

그 외에도 음악치료, 놀이치료 등의 다양한 치료가 적용되고 있다.

8) 예방과 재활

1차 예방으로 다양한 위험 요소를 줄이려는 여러 가지 노력들, 예를 들면 10대 임신모의 교육, 산전 진찰의 강화, 임신부의 음주 및 흡연 방지 계몽 등이 있고, 2차 예방으로 갑상선 기능저하에서 호르몬 투여, 페닐케톤뇨증(PKU)에서 식이요법, 수두증에서 우회 수술, 간질에서 항경련제 투여 등이 있다. 3차 예방에서는 지적장애 아동 및 성인들에 대한 독립심과 자조 능력의 배양, 사회기술 훈련과 기회의 제공 및 교육, 일반사회에서 이들에 대한 통합 기능과 지역사회에서의 지지 제공 등이 중요하다. 끝으로 지적장애를 가진 사람들은 정신질환의 위험도가 비장애인에 비해 3, 4배가량 높기 때문에 많은 관심과 세심한 배려가 필요하다.

CHAPTER 10

자폐성장애

자폐성장애는 DSM-IV의 분류에서 아스퍼거장애, 레트장애, 소아기붕괴성장애 등과 함께 전반적 발달장애(Pervasive Developmental Disorders)의 하나로 분류된다. 우리나라의 장애인복지법에서는 자폐성장애인을 "소아기 자폐증, 비전형적 자폐증에 의한 기능 및 능력의 장애로 인하여 일상생활 혹은 사회생활을 영위하기 위한 기능 수행에 제한을 받아 도움이 필요한 사람"으로 정의하고 있다. 발달장애는 각 나라마다, 학자들마다 분류하는 방법이 다르지만 우리나라의 장애인복지법에서는 2007년에 자폐성장애로 그 명칭을 개정하였다.

여기에서는 자폐성장애와 자폐증, 발달장애를 혼용하여 살펴보았다(강영심, 2000 ; 대한신경정신의학회, 2005 ; 민성길 외, 2006 ; 이근후 외, 1997 ; 이정균 외, 2000).

1. 자폐성장애의 개념

자폐성장애란 의사소통과 사회적 상호작용 이해 능력에 저하를 일으키는 신경발달장애를 뜻하며 유아자폐증(infantile autism), 소아자폐증(childhood autism)이라고도 한다. 자폐성장애를 가진 사람은 소망이 모두 충족된 것 같이 받아들여지고, 자기가 빠져 있는 자폐적 세계가 더 현실적인 세계로 느껴지며, 현실의 세계는 꿈의 세계와 같이 보이고, 믿을 것이 못 되는 것처럼 느껴져서 전도된 세계를 만들어 내기도 한다. 그러나 자폐 증세를 자세히 살펴보면 스스로 닫는 것이 아니라 타인과의 관계를 할 수 없어 자기 자신만을 향해 행동하는 것이다. DSM-IV에서는, 언어/비언어적 의사소통 및 사회적 상호작용에 있어서 심각한 결함을 가지며, 특징적인 행동 특성으로 비정상적이고 손상된 의사소통, 반복적인 활동과 상동 행동적인 움직임, 일과나 환경의 변화에 대한 저항, 그리고 감각 경험에 대한 비정상적인 반응을 한다고 진단기준을 밝히고 있다.

자폐성장애의 연구에 많은 기초적인 공헌을 한 Kanner(1943)는 자폐성장애의 특징은 출생 시부터 사람과 상황에 대하여 평상적인 방법으로 자신을 관련시키지 못하는 사회성 발달장애라고 하였다. 또한 자폐성장애는 타인들과의 감정적인 접촉을 발달시키는 유아의 능력을 조절하는 생물학적인 조직의 결핍으로 야기된 심리병리학적인 일종의 내생적 형태라고 하였다.

Kanner 이후에 자폐성장애가 부적절한 보육환경에 대한 부정적인 정서적 반응으로 생각하는 연구가 나왔으나, 자폐성장애의 근원적 병인으로 받아들여지지 않고 있다. 이보다 최근에는 자폐성장애와 관련하여 인지적, 지각적 그리고 언어적 장애에 대한 연구가 더 활발하게 이루어지고 있다.

2. 자폐성장애의 진단기준

자폐성장애를 진단해 내거나 스펙트럼 안에서의 하위집단을 식별해내는 의학적인 검사는 없다. 아동의 의사소통, 행동, 그리고 발달

수준에 대한 관찰을 통해 정확한 진단이 내려질 수 있다. 그러나 자폐성장애와 관련된 많은 행동들이 다른 질환에서도 공통적으로 나타나기 때문에 다른 가능한 원인을 배제하기 위하여 다양한 의학적 검사를 시행하게 된다.

자폐성장애는 증상이 매우 다양하기 때문에 자폐성장애의 진단에 대한 경험이 많은 의료 전문가나 임상가를 찾는 것이 가장 중요하다. 신경과 의사, 심리학자, 발달소아과 의사, 언어치료사, 학습치료사 등 자폐성장애에 전문적인 지식을 가진 여러 전문가로 구성된 팀이 진단하는 것이 가장 이상적이다.

1) DSM-IV에 의한 자폐성장애의 진단기준

DSM-IV에서 자폐성장애는 유아기, 아동기, 청소년기에 흔히 처음으로 진단되는 장애의 하나로 분류하고 있고, 진단기준은 다음과 같다.

〈표 10-1〉 DSM-IV의 자폐성장애 진단기준

A. 다음 1, 2, 3에서 총 6개(또는 그 이상) 항목, 적어도 1에서 2개 항목, 2와 3에서 각각 1개 항목에 충족되어야 한다.
1. 사회적 상호작용에서의 질적인 장애는 다음 항목들 가운데 적어도 2개 항목으로 표현된다.
① 사회적 상호작용을 조절하기 위한 눈 마주치기, 얼굴 표정, 몸자세, 몸짓과 같은 다양한 비언어적 행동을 사용함에 있어서 현저한 장애 ② 발달 수준에 적합한 친구관계 발달의 실패 ③ 자발적으로 다른 사람들과 기쁨, 관심, 성공을 나누지 못한다(예 : 관심의 대상을 보여 주거나, 가져오거나, 지각하지 못함). ④ 사회적으로나 감정적으로 서로 반응을 주고받는 상호교류의 결여
2. 질적인 의사소통장애는 다음 항목들 가운데 적어도 1개 항목으로 표현된다.
① 구두 언어 발달의 지연 또는 완전한 발달 결여(몸짓이나 흉내 내기와 같은 의사소통의 다른 방법에 의한 보상 시도가 수반되지 않는다.) ② 적절하게 말을 하는 경우, 다른 사람과 대화를 시작하거나 지속하는 능력의 현저한 장애

③ 상동증적이고 반복적인 언어나 괴상한 언어의 사용
④ 발달 수준에 적합한, 자발적이고 다양한 가상적 놀이나 사회적 모방 놀이의 결여

3. 제한적이고 반복적이며 상동증적인 행동이나 관심, 활동이 다음 항목들 가운데 적어도 1개 항목으로 표현된다.

① 강도나 초점에 있어서 비정상적인, 한 가지 이상의 상동증적이고 제한적인 관심에 집착
② 특이하고 비효율적인, 틀에 박힌 일이나 의식에 고집스럽게 매달린다.
③ 상동증적이고 반복적인 동작성 매너리즘(예 : 손이나 손가락으로 딱딱 때리기나 틀기, 또는 복잡한 몸 전체 움직임)

B. 다음 영역 가운데 적어도 한 가지 영역에서 기능이 지연되거나 비정상적이며, 3세 이전에 시작된다.

① 사회적 상호작용
② 사회적인 의사소통에서 사용되는 언어
③ 상징적 또는 상상적 놀이

C. 장애가 레트장애 또는 소아기 붕괴성 장애로 잘 설명되지 않는다.

2) 우리나라 장애인복지법에 의한 자폐성장애(발달장애)의 등급 기준

〈표 10-2〉 자폐성장애의 장애등급

장애등급	장 애 정 도
1급	ICD-10(International Classification of Diseases, 10th Version)의 진단기준에 따른 전반성발달장애(자폐증)로 정상발달의 단계가 나타나지 아니하고, 지능지수가 70 이하이며, 기능 및 능력 장애로 인하여 주위의 전적인 도움이 없이는 일상생활을 해나가는 것이 거의 불가능한 사람
2급	ICD-10의 진단기준에 따른 전반성발달장애(자폐증)로 정상발달의 단계가 나타나지 아니하고, 지능지수가 70 이하이며, 기능 및 능력 장애로 인하여 주위의 많은 도움이 없으면 일상생활을 영위하기 어려운 사람
3급	2급과 동일한 특징을 가지고 있으나 지능지수가 71 이상이며, 기능 및 능력 장애로 인하여 일상생활 혹은 사회생활을 영위하기 위하여 간헐적으로 도움이 필요한 사람

출처 : 보건복지가족부, 2008 장애인의 장애등급표.

GAS척도에 의한 자폐성장애의 등급별 능력 장애 판정 기준

(가) 1급의, 주위의 전적인 도움이 없이는 일상생활을 해나가는 것이 거의 불가능한 경우라 함은 아래 20개 항목 중 12개 항목 이상에 해당하거나 GAS척도 점수가 20 이하인 경우를 말한다.

(나) 2급의, 주위의 많은 도움이 없으면 일상생활을 영위하기가 어려운 사람이라 함은 아래 20개 항목 중 8개 항목 이상에 해당하거나 GAS척도 점수가 21~40인 경우를 말한다.

(다) 3급의, 일상생활 혹은 사회생활을 영위하기 위하여 간헐적으로 도움이 필요한 경우라 함은 아래 20개 항목 중 4개 항목 이상에 해당하거나 GAS척도 점수가 41~50인 경우를 말한다.

능력 장애 측정 항목

____ 1. 불러도 대답이 없다.
____ 2. 독립적으로 적절한 식사 불가능
____ 3. 대소변을 가리지 못한다
____ 4. 또래와 놀지 못한다.
____ 5. 남의 말을 이해하지 못한다.
____ 6. 표현 언어가 없다.
____ 7. 자기방어를 하지 못한다.
____ 8. 충동적인 행동을 보인다.
____ 9. 자해적인 행동을 한다.
____ 10. 한 가지 장난감에 집착한다.
____ 11. 가구의 위치를 옮기면 불안해 한다.
____ 12. 같은 길로만 갈려고 한다.
____ 13. TV에서 선전만 보려고 한다.
____ 14. 밖으로 나가면 그냥 마음대로 가버린다.
____ 15. 머리의 크기가 작다.
____ 16. 눈을 맞추지 않는다.
____ 17. 손을 비틀거나 씻는 것 같은 행동을 반복한다.
____ 18. 모든 물건을 입에 집어넣는다.
____ 19. 생후 1~2년 정도까지는 정상적인 발달을 보인다.
____ 20. 혼자서 말을 하는데 대화를 하지 못한다.

GAS(Global Assessment Scale for Developmentally Disabled)척도	
100-91	• 독립적인 자조기술과 양호한 일상생활 기술이 있고, 다룰 수 없을 정도의 어려움은 없다. • 다양한 활동에 참여하고 있다.
90-81	• 독립적인 자조기술과 양호한 일상생활 기술이 있고, 일과성 증상이 있어 간혹 일상생활에서의 문제가 다루기 힘들다. • 기능상의 장애는 없다.
80-71	• 독립적인 자조기술이 있고, 약간의 양호한 일상생활 기술도 있다. • 일과성 감정 반응으로 인하여 약간의 기능상 붕괴가 있다.
70-61	• 독립적인 자조기술이 있으나 다소의 지도·감독이 필요하다. • 약간의 신체적 도움이 필요하기도 하나 이것은 단지 신체적 장애 때문이며, 일반적으로 행동문제는 없다. • 혹은, 약간의 양호한 일상생활 기술을 갖고 있지만 사회적으로 부적절한 행동 때문에 중재가 간헐적으로 필요하다.
60-51	• 자조기술을 수행할 수 있으나 지도·감독이 필요하다. • 언어를 통한 지시가 자조에 필요하나, 신체적 도움은 조금 필요한데 이것은 신체적 결함 때문이다. • 중재가 필요한 행동문제가 발생할 때도 있으나 이것은 간헐적인 것이다.
50-41	• 자조를 위하여 언어나 신체적 지시가 필요하나, 중재가 필요한 행동문제가 지속적 양상으로 나타나지는 않는다. • 일반적으로 활동에 참가하려는 의도가 있다.
40-31	• 자조기술에 약간의 신체적 도움이 필요하다. 자주 발생하는 행동문제나 신체적 제한을 지도·감독하면 활동에 참여할 수 있다. • 혹은, 간헐적으로 심각한 행동문제(폭력적이거나 자학적)를 보이지만 자조기술은 있다.
30-21	• 자조에 약간의 신체적 도움이 필요하고 활동에 참여할 의도가 다소 있으나 행동문제 때문에 정기적인 지도·감독이 필요하다. • 혹은, 결함 때문에 광범위한 도움이 필요하나 신체적으로 할 수 있는 한도 내에서는 과제를 수행하고 참여하려는 의지를 보인다.
20-11	• 자조에 신체적 도움이 필요하며, 자주 참여하려 하지 않는다. • 혹은, 심각한 행동문제(폭력, 자해) 때문에 정기적인 중재가 필요하다.
10-1	• 거의 전적인 신체적 보살핌이 필요하다. • 혹은, 심각한 행동(폭력이나 자해) 때문에 정기적 중재가 필요하기 때문에 항상 지도·감독이 필요하다.

3. 자폐성장애의 원인과 유병률

자폐성장애는 그 원인에 따라 분류하여 진단을 내리는 동질적 증후군이 아니고, 외부로 표출된 행동적 특성에 따라 진단을 내린 이질적이고 복합적인 증후군이다. 따라서 어느 한 가지 원인으로 모든 임상 증상을 설명하기 불가능하다. 과거에는 자폐성장애의 원인을 어머니의 양육방식 등의 문제를 주된 것으로 보았으나 최근에는 신경생물학적 요인을 중요시 여기는 추세이다.

1) 심리적 원인

대다수의 자폐성장애를 가진 아동의 부모는 아동이 출생 때부터 이상한 행동을 한다고 말하고 있으며, 많은 연구에서도 자폐성장애를 가진 아동의 대다수가 유아기부터 이상한 행동을 보이고 있다고 밝히고 있다. 또한 어떠한 이유에서든지 자기 주위에 대한 이해와 혼동을 경험하는 아동은 이차적인 결과로 정서장애를 갖게 된다는 것이다. 또한 부모의 아동에 대한 거부, 부모의 분노, 부모의 무관심 등이 한 요인으로 주목을 받은 바 있으나, 이러한 요인들이 원인이라기보다는 아동의 장애가 선행하여 생긴 부모의 이차적 반응으로 간주되고 있다.

심리적 원인을 강조하는 이론들은 자폐성장애 아동이 지니는 인지적, 의사소통적 측면의 결함과 생의 초기 몇 주 내에 분명하게 나타나는 사회적 접촉에 대한 무반응을 설명하지 못하고, 애정 표시나 신체적 접촉을 충분히 받지 못하고 자라나는 아동복지시설의 아동들이 모두 자폐성장애를 가진다는 실증을 찾아볼 수 없기 때문에 자폐성장애의 심리적 원인은 관찰상의 견해로 볼 수밖에 없다.

2) 환경적 원인

환경이라 함은 첫째, 자폐적 행동을 발생시킬 수 있는 부모의 교육적 환경 즉, 일방적인 역할과 강요당하는 분위기, 둘째, 폐쇄된 환경에서 대인관계나 사물과의 자연스런 접촉에 제한 받는 환경, 셋째, TV와 VTR과 같이 아동의 정서와 지적 수준에 맞지 않는 것을 반복해서 접촉할 수밖에 없는 환경, 넷째, 환경 공해로서 환경오염, 예를 들면 수질 오염, 산소 결핍, 중금속 오염, 소음 공해 등이다.

특히, 각종 환경 문제는 산모에게 영향을 미침으로써 태아에게 뇌손상을 일으킬 가능성도 있다. 농약, 납, 공장 폐기물 등 각양각색의 현대 문명의 산업적 오염은 토양과 대기를 오염시키고 오염된 음식물을 먹는 산모는 화학적 외상을 입고 건강의 위협을 받을 수 있다. 어떤 화학물질은 유전인자의 정상구조를 파괴할 수도 있을 것이다.

3) 유전적 요인

오늘날 몇 가지 형태의 자폐성장애가 유전적 원인을 근거로 하고 있다는 관점이 제시되고 있다. 이러한 관점의 하나로 유아자폐성장애는 일란성 쌍생아와 이란성 쌍생아의 양쪽 수를 비교한 연구에서 발생수치가 일란성 쌍생아에서 더 높게 나타난다는 것을 발견하였으며, 다른 연구에서도 유사한 결과를 보여주었다(Folstein & Rutter, 1987). 이는 유전적으로 매우 일치하는 것이며 더욱이 쌍생아 중에 한 명이 자폐성장애일 경우 둘 다 자폐성장애일 가능성이 크다는 것을 확신케 하였다. 또한 자폐성장애 아동의 가족 또는 형제 중에서 발견되는 자폐성장애 아동이나 인지장애, 기분장애, 불안장애의 출현 비율도 높게 나타났다. 따라서 자폐성장애가 열성유전에 의하는 것임을 알 수 있다.

또 다른 연구결과들은 자폐성장애의 경우 유전과 관련되어 있는지도 모른다는 연구내용을 포함하고 있다. 비정상적인 유전체들의 결합과 이에 의한 단순한 뇌의 결손에 의해서도 충분히 자폐성장애를 유발시킬 수 있다는 것이다.

4) 기질적 원인

자폐성장애의 원인에 관한 생화학적 연구의 대부분은 신경전달물질에 관한 것이다. 세로토닌(serotonin), 도파민(dopamine), 엔도르핀(endorphin) 등과 같은 신경전달물질은 근육수축과 신경활동에 영향을 주는 화학 매개체로서 생각될 수 있다. 이러한 매개체는 우울증과 정신분열병과 같은 많은 정신의학적 조건에서 연구되어 있듯이 기분, 정서, 사고과정에 영향을 준다고 알려져 있다.

자폐성장애의 발달에 있어서 가능한 중추신경계의 손상에 대한 현재의 생각들을 논의하기 위해 심리적 과정과 관련된 뇌기능을 검토해 보는 것이 유용하다. 많은 연구에서 측두엽의 변성, 신경 세포의 미성숙, 망상구조와 중뇌의 기능 이상, 뇌 변연계의 손상, 뇌간의 발달지체나 손상, 대뇌 좌반구의 이상, 소뇌의 축소 등이 보고되고 있다.

인체 내에서 생성되는 보편적인 이스트의 일종인 캔디다 알비콘(Candida Albiocons)이 자폐 증상이나 과잉행동을 유발할 수 있다는 이스트 감염증, 비타민, 영양소 및 효소의 결핍, 식물 알레르기와 식품 과민성 등 자폐성장애에 대한 생물학적 원인론이 최근 대두되고 있다.

5) 임신, 분만 인자

임신 첫 3개월 이내의 풍진, 거세포 바이러스, 포진 뇌염 등의 감염과, 임신 첫 3개월 이후의 출혈, 양수 내 태변, 그리고 임신 중의 약물 사용, 출산 시 산모의 나이, 출생순위, 모자 간 RH 혈액형의 불일치, 출산 직후의 늦은 울음, 호흡문제, 신생아 빈혈이 비장애 아이들보다 훨씬 더 많이 보고되어 자폐성장애와 연관이 있는 것으로 볼 수 있다.

6) 정보처리론적 원인

눈으로 보고, 귀로 듣고, 코로 냄새를 맡고 입으로 맛을 알고, 피부로 차거나 뜨겁거나 아픈 것과 모든 지각 활동에서 문제가 발생되는 것이다. 정보처리라 함은 먼저 감각기능을 통해 외부적 자극이나 상황을 수용하는 것과 그것을 통합 · 인식하는 역할과 그 다음 행동을 표현하는 3가지의 기능을 말한다. 대뇌가 외부의 정보를 처리하는 데 있어서 수용하는 기능에 장애가 발생하는 자폐성장애 아동이 있고 또 정보수용은 가능하나 이해하고 통합 인식하는 기능에 장애를 입는 아동, 그리고 행동 표현에 장애를 입은 아동으로 각기 다르게 나타난다.

7) 자폐성장애의 유병률

전형적인 자폐성장애는 증상들이 30개월 이전에 나타난다. 나타나는 양상을 보면 태어날 때부터 알 수 있는 경우가 많다. 예를 들어 옹알이를 안 한다거나, 눈을 맞추지 않는다거나, 반응이 전혀 없다거나 등이 이상하게 보인다. 그러나 일부 자폐성장애로 처음 1 ~ 2년 동안 잘 자라던 아이가 어떤 사건이 있다거나 혹은 아무런 이유 없이 이제까지 배우던 것을 중지하며 오히려 퇴행을 하면서 자폐적인 증상을 나타내는 경우가 있다.

자폐성장애 아동이 출생할 확률은 인구 만 명당 4~5명 정도가 된다. 그러나 정확한 진단을 내리지 못하는 유사 자폐성장애까지 합한 비율은 인구 만 명당 10~15명 정도이다. 남자가 여자보다 출현율이 3~4배 높은 것은 다른 언어장애를 가진 아동의 출현율과 비슷하다. 자폐행동은 출생 또는 최소한 두 살 반, 드물게는 3세 이전에 시작된다. 따라서 어떤 자폐성장애 아동은 출생 후 1~2년 내에는 부모가 전혀 이상하다고 느끼지 않는 상태에서 유아기를 보낼 수 있다. 모든 자폐성장애 아동의 약 1/3 정도는 뇌나 중추신경 질환인 경직성 마비, 간질, 뇌수종, 그리고 뇌막염 등의 질환을 가지고 있다고 알려져 있다.

4. 자폐성장애의 특성

1) 신체적/운동적 특성

자폐성장애 아동들이 태어나면서부터 보이는 두 가지 가장 흔한 특징은 안아주는 사람으로부터 신체적인 접촉을 피하기 위해 등을 활처럼 뒤쪽으로 휘는 것과 안아줄 것을 기대하지 않는다는 점이다. 유아 때는 아주 수동적이거나 지나치게 흥분된 아이라는 느낌을 준다. 수동적인 아이는 대부분 아주 조용하며 부모에게 거의 아무런 요구하지 않는다. 지나치게 흥분된 느낌을 주는 아이는 부모가 깨어 있는 동안 계속해서 거의 쉬지 않고 울어댄다. 많은 유아들이 머리를 많이 움직이고 요람에 머리를 부딪치지만 모든 아이가 다 그러는 것은 아니다. 태어나서 처음 몇 년 동안 비장애 아동들보다 더 빨리 말하기나 기기, 걷기도 하는 자폐성장애 아동도 있지만 대부분 현저히 늦어지는 아이들이 많다. 또한 반복적인 행동, 자해, 수면이나 음식 문제들, 눈 맞춤이 없고 고통을 못 느끼거나 과잉-과소 행동, 주의력 부족 등의 이상 행동이 나타나기 시작한다.

2) 사회적 행동 특성

자폐성장애에서 아주 흔한 특징 중의 하나는 동일성에 대한 고집 또는 고집스러운 행동이다. 예로는 매일 식사 때 같은 음식만 먹고 마시거나, 같은 색깔로 된 옷을 입거나 다른 사람에게도 그 색깔만 입도록 주장하고 학교를 같은 길로만 가려고 한다. 이러한 동일성의 고집이 나타나는 이유 중 하나는 일상의 상황에 대해 이해할 수 없고 거기에 잘 맞추어 나가지 못하기 때문이다. 가장 특징적인 자폐성장애의 특성은 사회적 회피, 사회적 무관심, 사회적 어색함과 같은 사회적 행동에서의 기능장애이다.

자폐성장애의 사회적 특징 중 하나는 다른 사람과 사회적 상호작용을 하려고 하지 않는 사회적 무관심으로 표현된다. 그들은 다른 사람들과의 관계 속에서 자신을 발견하지 못한다. 때로는 그들 자신에 대해서도 관심이 없다. 이러한 사회적 행동은 자폐성장애를 가진 사람들에게 일반적으로 나타난다. 이에 관한 이론 중의 한 가지는 사람이 있음으로 해서 얻어지는 생화학적 즐거움을 얻지 못하기 때문이라는 것이다.

3) 언어적 특성

자폐성장애는 의사소통이나 사회적인 기술, 그리고 인식력 등이 같은 또래의 아이들에 비해 뒤떨어진다. 자폐성장애 아동들은 언어로써 의사를 표현하기보다는 신체행동으로 자신의 의사를 표현하는 경우가 많다. 예를 들어, 냉장고에서 특정한 간식을 먹고 싶을 때 언어로 요구하기보다는 타인의 손을 잡고 냉장고 위치까지 데리고 가서 냉장고의 문을 열어달라는 의사를 표현한다. 자폐성장애 아동의 언어는 비장애 아동에 비해 매우 지연될 뿐만 아니라 언어를 사용한다 하더라도 발음상 뚜렷하지 않으며 억양이 불규칙하다. 비장애 아동들은 언어를 사용함에 있어 자신의 몸짓을 함께 표현하지만 자폐성장애 아동은 이러한 몸짓을 사용하지 못한다. 언어 사용이 매우 제한적이며 말을 하더라도 문장으로 하기가 어렵다. 이들 자폐성장애 아동의 대부분은 비장애 아동에 비해 기계적인 암기력이 높다. 대체로 자신이 관심을 갖는 사물이나 문자, 숫자 혹은 책의 내용은 정확하고 많은 부분을 기억하고 있다. 때로는 난해한 퍼즐 구성을 쉽게 맞추기도 한다 이밖에 모든 전철역의 이름과 구역 번호를 단 한 번에 암기하는 경우도 있다. 이러한 암기력은 모든 자폐성상애 아동에게 나타나는 것은 아니나 자폐성장애 아동의 대부분은 기억력이 뛰어난 편이다. 자폐성장애 아동의 증상은 그 양상이 복잡하고 매우 다양하다. 이 가운데 무엇이 자폐성장애라고 단정 짓기란 또한 간단하지 않다. 부분적으로 관찰할 경우 대체적으로 자폐행동이라고 여겨지는 행동들이 자폐성장애 아동에게서 뿐만 아니라 다른 유형의 장애 아동에게도 나타나는 증상이기 때문이다. 이러한 점에서 자폐성장애를 정확히 진단하는 데 큰 어려움이 뒤따른다.

4) 주요 임상학적 특성

자폐성장애의 임상적 특징을 세밀히 살펴본다는 것은 이들이 지니고 있는 문제점을 파악하는 일이 된다. 한마디로 자폐성장애는 행동

문제증후로 표현되고, 이 행동문제들이 지닌 특성들은 다음과 같이 볼 수 있다.

-, 사람과의 관계 형성의 문제: 흔히 '눈 맞춤'에 어려움이 있어 자폐성장애 아동의 주의를 끌기가 힘이 든다. 자발적인 접촉을 시도하지 않는다.
-, 모방능력의 결여: 약간 지연된 모방이 있을 수 있으나, 심한 경우에는 어른의 도움과 자극에도 불구하고 모방이 되지 않는다.
-, 정서적 반응의 부적절성: 지극히 제한된 반응을 보이거나, 상황과 일치하지 않는다. 심한 경우 한번 빠진 기분에서 변화되기 어렵고, 짧은 시간 내에 여러 가지 기분을 드러낸다.
-, 신체 사용의 부적절성: 연령에 맞지 않게 이상한 손가락 운동이나 신체의 자세, 몸 흔들기, 돌기, 까치발 들기 등을 나타낼 수 있고, 심한 경우 한 가지 신체 운동을 지속적으로 되풀이한다.
-, 물체 사용의 부적절성: 대개는 장난감과 같은 물체에 관심을 보이지 않으며, 이상한 방법으로 물체를 사용하기도 한다. 어떤 장난감의 특정 부분에만 집착할 수 있고, 물체가 반사하는 빛에 매혹되기도 한다. 심한 경우 물체에 대한 부적절한 행동을 수정하거나 개선하기가 몹시 어렵다.
-, 변화수용의 저항(동일성 고집): 아동에게 익숙한 일상적 규칙을 변화시키려 하면, 화를 내고 못 견딘다. 심한 경우, 이사가기, 가구 위치 변경, 물건 옮겨놓기 등 익숙한 일상 규칙이 변하면 짜증을 내고 심한 경우는 분노로 발작한다.
-, 특이한 시각적 반응: 사람들과의 눈 맞춤을 피하거나 각도가 맞지 않게 물체를 바라보거나 지나치게 눈 가까이에서 물체

를 바라본다.

-, 특이한 청각반응: 어떤 소리에는 지나치게 민감하고 어떤 소리에는 반응하지 않는 선택적 경향을 보이고 소리에 대한 반응이 시시각각 달라질 수 있고 일상의 소리에 놀라거나 귀를 막기도 한다. 심한 경우 소리의 유형에 관계없이 극단적으로 과대 혹은 과소 반응을 보인다.

-, 특이한 맛, 냄새, 촉각, 감각의 반응 및 사용: 흔히 나이에 어울리지 않게 물체를 입에 넣거나 빨고, 냄새나 맛을 본다. 꼬집기에 무반응 혹은 과잉반응을 보이고, 심한 경우 맛보고 냄새 맡는 일에 몰입되어 작은 불편에도 과민한 촉각반응을 보이거나 아예 감각을 나타내지 않는다.

-, 공포증 및 신경과민성 반응: 연령에 적합하지 않게 공포 및 신경과민을 나타내고 심한 경우 일상 반복되는 경험이나 문제 상황에 지속적인 두려움과 위험에 대한 적절한 반응이 없다.

-, 언어적 의사소통의 문제: 대체로 말하기가 지체되고 너와 나를 반대로 사용하는 대명사 반전, 의미 없는 말의 되풀이, 의미 있는 말을 하더라도 특정주제에 몰입되거나 과도한 질문, 심한 경우 전혀 말을 하지 않고 아기 같은 소리나 소음을 내고 같은 말이나 문구를 반복한다.

-, 비언어적 의사소통의 문제: 보통 비언어적으로 욕구나 갈망을 표현할 줄 모르고 심한 경우 원하는 것을 얻기 위해 손을 잡기는 하나 손가락으로 지적하지 못하고 타인의 얼굴표정 등의 의미를 모른다.

-, 부적절한 활동수준: 과다행동을 하기도 하고 극도로 신체활동을 싫어하기도 한다. 심한 경우 활동성과 비활동성의 양극단을 보이기도 한다.

-, 지적발달문제 : 대부분 또래와 비슷하거나 능가할 수도 있다.
-, 타인의 감정에 대한 의식 부족: 타인과의 공동 관심사에 대한 주의집중이 어렵다.
-, 임기응변적 재치와 융통성이 부족하다.
-, 반복 · 강박적 행동 : 자동차 라이터 들여다보기, 물통 비우기, 가로등 세기, 병마개 모으기, 기하학적 도형의 이름 말하기 등에 강박적인 집착을 보인다.

자폐성장애라고 해서 위의 증상들이 모두 나타나지는 않는다. 또한 비장애 아동도 발달기의 일정 기간 동안은 자폐성장애의 특징을 나타내는 경우도 있다. 그러나 자폐성장애를 가진 아동은 비장애 아동보다 기간이 지속된다는 차이가 있다.

5. 자폐성장애의 치료와 예후

자폐성장애는 다른 질환처럼 몇 번의 투약 또는 어느 신체부위의 수술로 완치시킬 수 있는 방법은 없다. 따라서 어느 한 가지만으로 단시일 내에 치료되기를 기대하기보다는 종합적으로 장기적인 치료가 이루어져야 한다.

1) 의학적 치료법

자폐성장애 아동이 심하게 자해행동을 하거나 너무 과다하게 움직여서 도저히 막을 수 없을 정도라면 소아정신과에 가야 한다. 이러한 자기 자신이나 남을 못 견디게 하는 자폐성 장애인을 위한 의약적 치료로서는 충동적 행동, 반복적 행동을 조절하는 약물, 경련을 막기 위한 항경련제, 자해행동을 하는 아동에게 통증의 역치를 내려주게 하는 길항제, 중추신경자극제 등이 있다. 또한 과잉행동을 조절하는데 중요한 역할을 한다는 것이 밝혀진 다량의 비타민 B6(피리독신)을 집중적으로 복용하는 것이 자폐성장애 치료에 있어 효과가 있다.

2) 행동 치료법

자폐성장애 아동의 독특한 행동유형을 관찰하여 이를 수정해나가는 방법이다. 행동주의 학습이론에 의거하여 자폐성장애 아동의 행동양식에 따라 기준을 두고 행동목표를 설정하여 특수교육을 실시하여 나가는 방법이다. 자폐성장애 아동은 언어발달의 지체도 심하므로 언어치료도 별도로 받아야 한다.

3) 언어 치료법

지폐성장애 아동과 전반적 발달장애 아동의 일상에서의 자발적인 의사소통을 목표로 한 치료 방법이다. 사용 가능한 표현체계가 무엇인가를 알아서 구어를 포함한 의사표현 수단을 훈련시키는 것이다. 세밀한 프로그램을 작성하여 의사소통의 기능, 형태, 의미를 다각적인 차원에서 사용하여 치료실내와 일상에서 적용하여 많은 성공을 거두고 있는 치료법이다. 의사소통의 사회적 측면을 강조한 방법을 꾸준히 발달시켜 타인과의 상호작용에서 많은 진전이 있는 것으로 보고되고 있다.

4) 감각 통합 훈련법

우리가 바르게 행동하고 좋은 언어를 사용할 수 있다는 것은 우리의 감각이 환경에서 오는 자극을 잘 받아들이고 이용하여 우리 두뇌에서 잘 조직화해야만 가능한 것이다. 그런데 자폐성장애 아동의 감각은 외부자극을 받아들여 등록하려 하지 않고 또 들어온 감각도 기관에서 적절하게 처리하지 못하며 뇌 부분에서 외부상황에 맞추어 언어나 행동을 실행하여야 하는데 이를 적절히 하지 못한다. 감각통합 훈련은 바로 이러한 감각수용과 통합 및 운동실행을 바르게 이끌어내려는 목적으로 고안된 정밀한 프로그램이다.

5) 청각 통합 훈련법

자폐성장애 아동이 행동, 언어상에 문제가 있는 것은 주로 청지각과 뇌세포의 기능이 손상 내지는 저하된 상태이기 때문인데, 이러한 관련신경의 작용을 활성화하자는 데 주요 목표를 두고 고안된 프로그램이 청각통합훈련법이다. 언어의 표현과 이해가 늦는 아동, 집중력이 부족하여 산만한 아동, 충동적이고 기억력이 약한 아동, 특정음에 과민한 반응을 보이는 자폐성장애 아동에게 특히 효과적임이 임상결과에 의해 밝혀졌다.

6) 예후

자폐성장애는 만성질환이며 예후는 대체로 나쁜 편이다. 예후는 자폐성장애 아동의 지능 정도와 언어발달 정도에 따라 결정되는 것으로 보인다. 자폐성장애 아동의 약 1 ~ 2%만이 성인이 되어서도 자립된 생활을 하며, 자폐성장애 아동의 약 2 / 3는 심한 장애로 장기간의 입원생활을 요한다. 또한 자폐성장애 아동의 4 ~ 32%에서 청년기나 그 이전에 간질발작을 보이는 수가 많은데 간질은 지능지수가 낮을수록 빈번하다.

CHAPTER 11

치 매

치매(Dementia)란 제정신이 아님을 의미하는 라틴어 'Dementatus'에서 유래된 것으로 프랑스의 정신과 의사인 Pinel이 처음으로 사용하였다. 치매는 노년기에 많이 발생하며 뇌의 질환으로 생기는 하나의 증후군으로 대개 만성적이고, 진행성으로 나타나며, 이로 인해 기억력, 사고력, 지남력, 이해, 계산, 학습, 언어 및 판단력 등을 포함한 고도의 대뇌피질기능의 다발성 장애라 할 수 있다. 그러나 치매는 노화와는 관계없이 뇌질환에 의해 뇌의 병리적 변화가 일어나면서 나타나는 장애로 다른 정신질환과는 구분된다.

DSM-IV의 진단 분류 체계에서는 '섬망, 치매, 그리고 기억상실장애 및 기타 인지장애'의 내분류에 포함되어 있으며, 장기간의 치료와 보호를 필요로 하는 노년기의 대표적인 기질성 정신장애로서 증상의 심각함과 그에 따른 엄청난 사회경제적 비용의 부담으로 가족과 당사자의 고통이 크지만, 아직까지 우리나라에서는 장애인복지법에 의한 장애인으로 분류되어 있지 않아 그 부담과 고통은 가중되고 있다. 또한 치매에 대한 관심을 갖기 시작한 것이 비교적 최근의 일이기 때문에 치매노인과 가족을 위한 정보 및 서비스는 아직까지도 부족한 실정이다. 전국적으로 양로시설, 요양시설, 재가노인복지기관, 주간보호시설, 단기보호시설, 노인전문의료기관 및 치매노인시설 등의 노인복지시설이 노인의 보호와 관리를 담당하고 있다.

최근에는 치매를 인지증으로 명칭을 바꾸어 사용하고도 있으나,

아직까지 치매라는 용어가 절대다수로 사용되고 있다. 여기에서는 다양한 유형의 치매를 분류별로 하나씩 자세하게 살펴보기보다는, 치매의 일반적이고 공통적인 부분을 중심으로 살펴보았다(김승업, 1997 ; 대한신경정신의학회, 2005 ; 민성길 외, 2006 ; 배오성, 2001 ; 이근후 외, 1997 ; 이정균 외, 2000 ; 조추용, 2002).

1. 치매의 개념

치매는 인간의 뇌가 성숙하여 정상적인 지적 수준에 도달한 이후, 질병이나 외상 등과 같은 후천적 원인에 의해 뇌가 손상됨으로써 인지기능·고등정신기능에 장애가 나타나는 복합적인 임상증후군이다. 또한 인지기능과 고등정신기능이 감퇴되는 대표적인 기질적 정신장애, 즉 단기장애 및 장기기억장애가 특징적으로 나타나며 추상적 사고장애, 판단장애, 고위 대뇌피질장애, 성격변화 등이 점차적으로 수반됨으로써 직업, 일상적 사회활동, 대인관계에 지장을 받게 되는 복합적인 증상이다.

치매의 증상들은 원인 질환의 종류와 정도에 따라 매우 다양하게 나타나지만, 모든 치매를 앓고 있는 사람들은 기억장애 외에도, 사고력, 추리력 및 언어능력 등의 영역에서도 어느 정도의 장애를 같이 보이게 된다.

치매는 발생 후 10년 이상까지도 생존하는 만성소모성 질환으로, 그 자체로는 사망하지 않지만 말기에 이르러 폐렴, 요도감염, 욕창 등 합병증으로 사망하게 된다. 의학적으로 치매를 '기억력과 여러 가지 지적 기능을 상실하는 만성 진행성 퇴행성 뇌질환에 의한 임상증후군'으로 보는데, 이는 특정한 질환이나 진단에 의한 명칭이 아니라 여러 가지 원인 질환에 의해 발생하는 뇌기능의 전체적인 저하 상태를 뜻한다. 따라서 복합적 임상증후군인 치매는 다른 질병과 혼동되는 경우가 많다.

다음은 치매가 의심되는 대표적인 10가지 징후들을 살펴보았다.

치매 진단을 위해 병원을 찾아야 할 10가지 징후
① 약속시간, 사람 이름, 전화번호 등을 지나치게 자주 잊어버린다. ② 요리하고 있던 사실을 잊는 등 일상적인 생활에 어려움이 많다. ③ 대화 중에 아주 간단한 단어조차도 생각해내지 못해 부적절한 단어를 사용한다. ④ 익숙한 환경에서도 길을 잃거나, 그곳이 어딘지, 어떻게 집에 가는지 모른다. ⑤ 상황에 대한 판단력이 현저하게 떨어진다. ⑥ 계산능력이 저하되며 아주 간단한 계산도 하지 못한다. ⑦ 자신의 물건을 아주 엉뚱한 곳에서 찾는 경우가 잦아진다. ⑧ 갑자기 울기 시작하고 별다른 이유 없이 화를 내고 감정의 변화가 수시로 나타난다. ⑨ 의심이나 공포심이 늘어나고 주변 상황에 무관심하며, 얘기를 잘 하지 않는다. ⑩ 가사활동, 사회활동, 직업활동에 이상하리만큼 소극적이다.

2. 치매의 진단기준과 유형

1) DSM-IV에 의한 치매의 진단기준

DSM-IV의 진단 분류 체계에서는 치매를 Alzheimer형의 치매, 혈관성 치매, 일반적인 의학적 상태(General Medical Condition)에 의한 치매, 물질에 의한 지속적인 치매, 다양한 원인에 의한 치매 등으로 분류하고 있으며, Alzheimer형의 치매, 혈관성 치매가 전체 치매의 약 80%을 차지하고 있는 것으로 알려졌다.

모든 유형의 치매에 대한 DSM-IV의 진단기준을 살펴보면, A, B 항목은 동일하다. 여기서는 Alzheimer형의 치매에 대한 진단기준을 살펴보았다.

(1) DSM-IV에 의한 Alzheimer형 치매의 진단기준

〈표 11-1〉 DSM-IV에 의한 Alzheimer형 치매의 진단기준

A. 다양한 인지장애가 (1)과 (2)로 나타난다.
1. 기억장애(새로운 정보의 학습능력의 결여나 과거에 획득한 정보의 회상 불능)
2. 다음의 인지장애 중 1개 이상 해당
① 실어증(언어장애) ② 실행증(이해와 운동 기능은 정상이나 운동활동을 실행하지 못하는 능력 장애) ③ 실인증(감각 기능이 정상이나 대상물을 인식하거나 확인하지 못함.) ④ 수행기능의 장애(기획, 조직, 연계, 추상)
B. A1과 A2의 인지결함이 사회적 혹은 직업적 기능에 중대한 손상을 초래하고, 병전의 기능 수준보다 상당히 감퇴되어 있다.
C. 경과는 서서히 진행되고, 지속적인 인지 감퇴를 보인다.
D. A1과 A2 증상이 다음의 어느 것 때문이 아닐 것
1. 기억 및 인지상의 진행되는 결함을 야기하는 다른 중추신경계의 이상
2. 치매를 일으킨다고 알려진 신체의 이상
3. 물질로 야기된 상태
E. 섬망 상태가 아닐 것
F. 축I의 다른 장애(주요 우울증, 정신분열병)로 진단받지 않을 것

(2) 한국판 간이정신상태검사(MMSE-K)

치매가 의심되는 사람의 정신 상태를 평가하기 위해 가장 널리 사용되는 검사는 간이정신상태검사(Mini-Mental State Examination)이다.

〈표 11-2〉 한국판 간이정신상태검사

문항	점수
1. 오늘은 몇 년, 몇 월, 며칠, 무슨 요일입니까? 지금은 어느 계절입니까?	5점 ( )
2. 당신의 집 주소는? 시(도) 구(군) 동(면) 여기는 어떤 곳입니까?(학교, 시장, 집, 병원 등)	4점 ( )
3. 여기는 무엇을 하는 곳입니까? (예 : 마당, 거실, 주택, 화장실, 경로당 등)	1점 ( )
4. 물건 이름 세 가지 대기(예 : 나무, 자동차, 모자)	3점 ( )
5. 3분 내지 5분 뒤에 질문 4의 물건 이름들을 회상(8번 뒤)	3점 ( )
6. 100-7=93-7=86 7-79-7=72-7= (또는 '삼천리 강산'을 거꾸로 말하기)	5점 ( )
7. 물건 이름 알아맞히기(도장, 연필, 시계, 열쇠 등)	2점 ( )
8. 오른손으로 종이를 집어서, 반으로 접고, 무릎 위에 놓기 (3단계 명령) → 5번으로 가세요.	3점 ( )
9. 5각형 2개를 겹쳐 그리기	1점 ( )
10. '간장 공장 공장장'을 따라하기	1점 ( )
11. '옷을 왜 빨아서(세탁) 입습니까?' 질문	1점 ( )
12. '길에서 남의 주민등록증을 주웠을 때 어떻게 하면 쉽게 주인에게 되돌려 줄 수 있겠습니까?'라고 질문	1점 ( )

총 점	점 / 30점
판 정	① 19점 이하 : 확실한 치매 ② 20~23점 : 치매 의심 ③ 24점 이상 : 정상

2) 치매의 유형

(1) ICD-10에 의한 치매의 유형

〈표 11-3〉 ICD-10에 의한 치매의 분류

구 분	원 인 질 환
Alzheimer형 치매	조발성 Alzheimer형 치매, 만발성 Alzheimer형 치매, 비정형 또는 혼합형 Alzheimer형 치매, 분명하지 않은 Alzheimer형 치매
혈관성 치매	급성 혈관성 치매, 다발성 경색 혈관성 치매, 피질하 혈관성 치매, 혼합형 혈관성 치매, 기타 혈관성 치매
기타 질병에 의한 치매	픽병, 크루츠펠트-야곱병, 헌팅턴병, 파킨슨병, HIV 감염 등에 의한 치매, 기타 질병으로 인한 치매
불분명한 치매	원인 질환이 분명치 않은 치매

(2) 치료가능성에 따른 유형

〈표 11-4〉 치료가능성에 의한 치매의 분류

가역성 치매 : 치료 가능한 치매(전체 치매의 20~25% 정도)
다른 의학적 원인에 의해 2차적으로 발병한 치매로서 예방과 치료가 가능하다. ① 중독성 장애(약물 중독, 중금속, 알코올 중독) ② 대사 장애(호흡기 질환, 만성 간질환, 만성 신장질환, 전해질장애, 저혈당, 고혈당 등) ③ 결핍성 장애(비타민 B12결핍, 엽산 결핍 등) ④ 감염성 질환(신경매독, 결핵성 수막염, 뇌종양, 진균성 뇌염, 정상압 수두증 등)
비가역성 치매 : 치료 불가능한 치매
완치하거나 되돌릴 수 없는 경우를 말한다. ① 퇴행성 뇌질환에 의한 치매로서 Alzheimer 치매, 파킨슨병 치매, 픽병 치매 등 ② 비퇴행성 뇌질환에 의한 치매로서 헌팅턴 무도병, 다발성 신경계 위축 등

3. 치매의 원인과 유병률

1) 치매의 원인

일반적으로 알려진 바에 의하면, 치매는 특정한 진단이 아니고 기억장애와 인지장애를 동반하는 임상증후군이고 수십 종의 다양한 원인에 의해 발생하며, 뇌의 구조적 이상, 유전적 요인, 환경적 요인 등 다양한 요인들이 치매의 원인으로 알려져 있다.

여기서는 앞에서 살펴본 치매의 유형과 부분적으로 중복될 수는 있으나, 치매의 원인 질환을 중심으로 〈표 11-5〉와 같이 분류하고, 중요한 원인 질환들을 살펴보았다.

〈표 11-5〉 치매의 원인질환

분 류	원 인 질 환
퇴행성 뇌질환	알츠하이머병, 픽병, 파킨슨병, 헌팅턴병, 루이 소체 치매, 진행성 핵상마비
뇌혈관 질환	다발성 뇌경색, 열공성 뇌경색, 빈스방거병, 만성경막하 출혈, 측두 동맥염
뇌염증 및 감염대사 장애	AIDS(후천성면역결핍증), 크루츠펠트-야곱병, 헤르페스성 뇌염, 뇌막염 후유증, 신경매독, 뇌종양, 경막하혈종, 정상압뇌수종
내분비 장애	간성 뇌병증, 요독증(만성신부전), 저혈당, 저산소증, 갑상선 기능저하증
결핍성 장애	비타민 B12 결핍, 엽산 결핍
중독성 장애	약물 중독, 알코올 중독, 중금속 중독(납, 망간, 수은 등), 유기용매 중독

(1) Alzheimer형 치매

1960년 독일의사 Alois Alzheimer에 의해 명명한 퇴행성 치매로서 주로 65세 이후의 노년기에 주로 발생하며 모든 치매의 약 50%를 차지하고 있다. 이는 후기 단계까지 뚜렷한 신체적 증상 없이 진행하는 전형적인 신경퇴행성 질병으로 원인불명의 뇌의 전반적인 위축과 특유의 조직학적 소견을 나타낸다. 초기에는 기억력 장애만이 유일한 증세이거나 무감동, 일관성 결여, 사회로부터의 은둔 등 미묘한 인격 변화가 온다. 후기로 갈수록 행동과 인격이 영향을 받아 주의력 결여, 기억력과 판단력 및 추상적 사고의 장애를 보이게 되며 결국 점차 자신을 돌볼 수 없는 상태로 사망하게 된다. 이 질병은 80대에 그 발생빈도가 정점을 이루고 발병 5년 이내에 그 80%가 사망한다. Alzheimer병은 본인이 자각하지 못하여 타인에 의하여 발견되는 경우가 많고 발병 원인이 명확히 밝혀지지 않고 치료방법 또한 뚜렷하게 발견되지 않고 있다.

(2) 혈관성 치매(Vascular dementia)

혈관성 치매는 뇌졸중과 같은 뇌혈관 질환에 의한 뇌손상이 반복적으로 일어남으로써 뇌의 여러 부위에 뇌경색이 생겨 인지기능의 장애를 초래하는 경우로 노인에서 나타나는 치매 중 두 번째로 흔한 질환이다. 고혈압, 고지혈증, 당뇨, 심장질환, 흡연 등은 뇌혈관에 혈전증이나 색전증을 일으켜 뇌경색이 되기 쉽기 때문에 혈관성 치매의 위험요인으로 거론되고 있다. 임상적으로는 Alzheimer병과는 달리 갑자기 발병하고 치매가 나타나기 전에 한 번 이상 뇌졸중을 경험하고 있으며 갑자기 악화된 후 일정 기간 안정세를 보이다가 또 다시 갑자기 악화되는 계단식의 경과를 보이며 두통이나 어지러움, 기타 국소적인 신경과적 증상을 보이는 것이 특징이다. 뇌혈관성 치매는 특히 우리나라에서 중요한 치매질환의 하나이므로 더욱 주의를 필요로 한다.

(3) 루이 소체 치매(Diffuse Lewy body dementia)

루이 소체는 망가져 가는 신경 세포 안에서 발견되는 단백질 덩어리로써 파킨슨병을 앓고 있는 사람의 주요 병변 부위인 뇌간의 흑질 부위에서 잘 관찰된다. 이런 루이 소체가 대뇌 전체에 걸쳐서 광범위하게 발견될 때에는 Alzheimer병의 증상과 매우 유사한 치매 증상을 보이게 된다. 세 번째로 흔한 치매의 원인 질환으로 항정신병 약물에 대해 부작용이 잘 나타나 치료에 있어 항정신병 약물의 사용이 어렵다.

(4) 알코올성 치매

알코올에 의한 치매는 알코올 자체의 뇌세포에 대한 독성작용, 영양결핍에 따른 비타민 부족, 두부외상, 전신성 질환에 의한 뇌손상 등에 의하여 일어난다. 알코올에 의한 인지기능의 장애는 티아민(thiamine)의 결핍에 의하여 일어나는 코르사코프 정신병(Korsakoff's psychosis)과 알코올의 신경독성 작용에 의한 알코올성 치매로 구별된다. 코르사코프 정신병은 주로 기억장애에 국한된 인지기능의 장애로 보이는 반면, 알코올성 치매는 전반적인 인지기능의 장애를 보인다. 알코올 중독이 많은 우리나라에서 특히 주의를 필요로 한다.

(5) 파킨슨병(Parkinson's disease)

파킨슨병은 신경전달물질 중 도파민이 부족하여 운동신경망이 원활하게 작동하지 못하여 생기는 운동신경장애로서, 몸과 팔다리가 굳고 동작이 둔해지며, 주로 가만히 있을 때의 손떨림과 말이 어눌해지고, 보폭이 줄고, 걸음걸이가 늦어지는 등의 운동장애를 특징으로 하며 서서히 진행되는 퇴행성 질환으로서 중년기와 노년기에 주로 발생한다. 파킨슨병의 후기에 약 25~40%에서 치매와 정신병, 우울증 등을 동반하므로 이에 대한 진단과 치료가 중요하게 여겨지고 있다.

(6) 헌팅턴병(Huntington's disease)

헌팅턴병도 뇌의 특정부위의 신경 세포들이 선택적으로 파괴되어 가는 진행성 퇴행성 뇌질환의 한 가지로 사람의 몸과 마음을 모두 침범하여 증상을 나타내는 질환이다. 병이 진행함에 따라서 인격과 지적능력이 점차 떨어지고 기억력, 언어능력, 판단력 등도 점차 감소하게 된다. 치매는 이 병의 말기에 나타난다. 헌팅턴병은 4번 염색체의 우성으로 유전되는 유전적 질환으로 알려져 있다. 이 병은 일반적으로 30~50세 사이에 발병하며, 행동장애, 얼굴이나 팔 등이 저절로 움직여지는 무도병, 치매가 주된 증상이다. 전형적인 치매에 비해 망상, 환청, 기괴한 언행 등 정신증적 증상이 초기에 두드러진다.

(7) 크루츠펠트-야곱병(Creutzfeldt-Jakob disease)

인간에게서 발병하는 광우병으로 알려진 크루츠펠트-야곱병(CJD)은 소위 slow바이러스(스폰지폼 바이러스, 쿠루 바이러스)에 의해 감염되는 것으로서 백만 명 중에 한 명 정도가 걸릴 정도로 아주 희귀한 질환이며, 40~50대에서 아급성으로 나타나며, 치명적인 뇌질환으로 프라이온(prion) 단백질이라 불리는 물질에 의하여 발생하는 것으로 생각되고 있다. 이 병에 걸리면 젊은층과 중년층에서 치매가 발생하게 된다. 가장 초기 증상으로는 기억력 장애가 있을 수 있으면서 불안, 충동적 행동을 보이며, 소뇌 이상 소견, 시력저하, 실어증 등이 동반된다. 인격변화, 초조, 망상증, 기억력장애로 시작하고, 매우 빠르게 진행하여 결국은 혼수상태에 이르고, 대부분 약 1년 안에 사망하게 된다.

(8) 픽병(Pick's disease)

픽병은 가족력이 현저하여 우성으로 유전될 수 있다. 또한 오랜 시간에 걸쳐 인간의 능력을 점진적으로 퇴화시켜 결국 무능력한 상태에 이르게 한다. 일반적으로 40 ~ 65세 사이에 발병하며 여자에 많다. 행동장애, 인격장애 그리고 결국은 기억장애가 나타나는 전두엽 증상을 특징으로 하는 비교적 드문 뇌질환이다. 이 병은 계속적으로 증상이 심해져 결국은 언어장애와 이상행동(정신병리) 그리고 치매를 유발하게 된다. 이 병은 매우 이상한 행동양식을 보이기 때문에 종종 정신과의사에 의해서 발견되기도 한다. Alzheimer병과 같이 부검에 의해서만 확진할 수 있다.

2) 치매의 유병률

치매는 우리나라에서 심장병, 암, 뇌졸중 다음으로 많이 발병하는 병으로, 유병률은 65세 이후의 노인인구 중 5 ~ 10% 내외이며, 연령이 5.1세 증가함에 따라 유병률은 2배씩 증가하고, 80세 이상의 고령자 군에서는 70대의 고령자 군보다 5배 정도 높은 것으로 알려져 있다. 우리나라 노인의 치매 유병률(전체 노인 인구수 ÷ 치매노인 수)은 조사 시기, 장소, 방법에 따라 각각 2 ~ 11%까지 보고되고 있어 큰 차이가 있다.

미국의 경우 약 400만 명 이상이 치매를 앓고 있으며, 사망 원인의 4위를 차지하고 있다. 이들 치매 중에서 Alzheimer형 치매가 약 50 ~ 60%, 혈관성 치매가 약 20 ~ 30%, Alzheimer형 치매와 혈관성 치매가 동시에 발생하는 경우는 약 10%, 그리고 기타 치매가 약 10%를 차지하고 있는 것으로 보고되고 있다. 일본의 경우는 혈관성 치매가 Alzheimer형 치매보다 더 많이 발생하는 것으로 알려져 있다.

4. 치매의 특성

치매를 앓고 있는 사람들의 특성은 매우 다양하다. 여기서는 나타난 증상의 유형별로 그 특성을 묶어서 살펴보고, 치매의 진행단계별로도 그 특성을 살펴보았다.

1) 증상의 유형별 특성

(1) 기억력 감퇴

기억력의 감퇴는 Alzheimer형 치매뿐만 아니라 모든 치매에서 공통적으로 나타날 수 있는 초기 증상으로서 초기에는 단기 기억력 감퇴가 주로 나타나며, 이로 인하여 새로운 정보를 습득하는 능력을 잃게 된다. 시간이 지남에 따라 장기 기억력의 감퇴도 나타나게 된다. 치매를 앓고 있는 사람은 기억력 감퇴로 인하여 새로운 정보의 습득이나 유지하는 능력이 상실되고, 최근의 사건들을 주제로 하는 대화에 참여할 수 없게 되므로, 스스로 화제를 피하게 되며 흥미를 잃은 것처럼 보이게 된다. 이러한 변화는 직업과 관련되어 쉽게 발견되는 경우가 많고 조기에 퇴직하거나 단순한 일을 하는 직책으로 바꾸기도 한다. 이러한 점들로 인해 마치 성격이 달라진 것처럼 보일 수도 있다.

(2) 지남력장애

사람, 장소, 시간에 대한 지남력을 유지하는 데에는 기억력이 필요하기 때문에 지남력은 치매의 진행과정에서 점차 영향을 받게 된다. 처음에는 시간에 대한 지남력이 상실되고 점차 장소와 사람을 몰라보게 된다. 하지만 의식의 장애는 보이지 않는다.

(3) 언어장애

이 증상도 기억력 감퇴와 마찬가지로 치매의 초기에서부터 나타날 수 있는데 처음에는 그 변화를 매우 파악하기 힘들고 신경생리학적 검사에서나 알아볼 수 있다. 실어증도 흔하게 나타나는 증상인데, 혈관성 치매에서 뇌경색의 부위에 따라 감각성 실어증이나 운동성 실어증이 나타날 수 있다. 명칭 실어증은 올바른 단어의 명칭을 찾는 것이 어려운 증상으로 Alzheimer형 치매의 경우에 매우 특징적인 증상의 하나이다. 초기에는 스스로가 이러한 변화를 감지하고 명칭을 모르는 사물을 설명하기 위해 일종의 착어증 현상을 보이기도 한다. 대개 치매가 진행되면서 자발적인 언어의 표현은 없어지고 상대방의 말을 따라하는 반향언어증 또는 보속증 등을 보일 수 있다.

(4) 실행증(운동신경장애, apraxia)

운동 기능이나 감각 기능이 온전하고 주어진 작업을 이해함에도 불구하고 그 행위를 수행하지 못하는 실행증은 치매를 앓고 있는 사람에게서 볼 수 있다. 이들은 물건을 사용하는 방법이나 잘 알려진 동작을 따라하지 못한다. 또한 음식 만들기, 옷 입기, 그림 그리기 등을 못하는 데에는 실행증이 그 원인일 수 있다.

(5) 실인증(agnosia)

지각 기능이 온전함에도 불구하고 물체를 알아보지 못하는 실인증도 치매를 앓고 있는 사람에게서 볼 수 있다. 예를 들어, 정상적인 시력을 가지고 있음에도 불구하고 의자나 연필 같은 물건을 지각하지 못한다. 결국 치매를 앓고 있는 사람은 가족들을 알아보지 못하게 되고 거울 속에 비친 자신의 모습도 못 알아보게 된다.

(6) 실행능력(executive functioning)의 장애

실행능력은 추상적으로 생각하고 복잡한 행동을 계획하고 시작하고 차례대로 진행하고 감시하고 중지할 수 있는 능력을 말하는데, 이러한 능력의 장애는 새로운 작업에 직면하면 어려움을 느끼게 되고 새로운 복잡한 정보 처리가 요구되는 상황을 피하게 된다. 치매가 진행되면 식사를 하거나 옷을 입는 단순한 일조차 하지 못하고 남의 도움을 받아야만 하는 실정이 될 수 있다.

(7) 시공간 능력의 장애

치매를 앓고 있는 사람들은 시간적 · 공간적으로 지남력이 상실되고, 작업을 수행하는 데 어려움을 느낀다. 집이나 병실에서 자신의 방이나 화장실을 못 찾고 집밖으로 나간 후 다시 자기 집을 못 찾아오는 것은 이러한 시공간 능력의 장애 때문이다.

(8) 정신 증상 및 인격의 변화

환각, 피해망상, 환시, 우울과 불안 증상 등이 나타나며 명백한 자극이 없이도 병적으로 울거나 웃기도 한다. 망상이나 환각 때문에 나타나는 행동장애에서부터 의심증, 남의 물건을 훔치거나 숨기는 일, 심한 충동적 행동 등이 이에 속한다. 또한 목적 없이 방황하거나 수면-각성 주기가 바뀌어 야간에 섬망 증상이 나타나게 되면 신체적 상해를 입을 수 있는 사고의 위험성이 높아지기도 한다.

인격의 변화로서 자기중심적 태도, 은둔, 수동적 경향이 증가되고 외부에 대한 관심이 저하되고 에너지가 감퇴되므로 초기에는 우울증으로 오인되기도 한다.

2) 치매의 진행 단계별 특성

여기서는 초기, 중기, 말기로 나누어 살펴보았다. 다음에 열거하는 것 외에도 개인에 따라 매우 다양한 증상과 특성들이 있다.

(1) 초기의 특성

-, 의욕이 없고 무감동, 무감정이다.
-, 취미활동 등에 흥미를 잃는다.
-, 새로운 것을 하지 않으려 한다.
-, 변화에 잘 적응하지 못한다.
-, 판단력과 결정력이 저하된다.
-, 복잡한 것을 이해하는 것이 느려지고, 늘 해오던 일도 시간이 더 걸리게 된다.
-, 없어진 물건을 다른 사람이 훔쳐 갔다고 의심한다.
-, 자기중심적이 되고 타인들의 감정에 거의 신경을 쓰지 않게 된다.
-, 최근에 일어난 일들을 자세히 기억하지 못하는 경우가 자주 생긴다.
-, 했던 말을 반복하거나 무엇에 관해 이야기하는지 말의 실마리를 쉽게 놓친다.
-, 돈을 관리하지 못한다.

(2) 중기의 특성

-, 먼 과거의 일들에 대한 기억은 조금 남아있으나 최근 일을 잘 잊어버린다.
-, 시간과 장소를 혼동한다.
-, 친숙한 환경이 아니면 방향감각을 상실한다.

-, 가족과 친구들의 이름을 잊거나 가족 중 누군가를 다른 사람과 착각한다.
-, 가스 불 위에 무엇을 얹어 놓고 잊어버린다. 가스를 잠그지 않고 나간다.
-, 밤에 거리를 배회하거나 때로는 길을 잃어버린다.
-, 잠옷을 입고 외출하는 등 이상하게 행동하거나 처신한다.
-, 환청, 환각 등 실재로는 없는 일을 보거나 듣는다.
-, 뭔가를 계속 반복한다.
-, 씻는 일이나 먹는 일에 무관심하다.
-, 욕구불만이 있을 경우에 화를 내고 속상해 하고 못 견뎌한다.

(3) 말기의 특성

-, 무엇을 하고 있었는지 잠시동안도 기억할 수 없다.
-, 말을 하거나 이해하는 능력이 사라진다.
-, 분별력이 없어서 감정을 억제하지 못한다.
-, 친구나 가족을 전혀 알아보지 못한다.
-, 먹고, 씻고, 목욕하고, 화장실 가고, 옷 입는 등의 모든 것에 도움이 필요하다.
-, 수저, 컵, 전화기 등과 같은 매일 쓰는 물건들을 인지하지 못한다.
-, 밤에 불안해한다.
-, 오래 전에 죽은 친척을 찾는 듯이 어쩔 줄을 몰라 서성댄다.
-, 공포를 느끼거나 불안이 엄습해 오는 것 같을 때 폭력 증상이 나타난다.
-, 휠체어를 타야 될 정도로 걷기가 힘들어진다.
-, 와상 상태가 되고, 실금(요실금, 변실금)한다.

5. 치매의 치료와 예방

1) 치매의 치료

치매에 대한 의학적 치료는 일반적인 치료와 약물 치료로 구분할 수 있고, 비의학적인 치료로서 정신치료, 정신사회적 치료, 지역사회 치료 등이 있다. 이에 대하여 간략하게 살펴보았다.

(1) 일반적 치료

-, **환경의 조절**: 인지기능 특히 기억력을 증진시킬 수 있는 적절한 자극이 있는 일상생활을 유지하고 인간으로서의 자존심을 유지할 수 있도록 한다. 인지기능이 심하게 감퇴된 경우에는 이름, 주소, 전화번호 등이 새겨진 명패를 부착시키는 등 안전 관리에 유의해야 한다. 가족이나 간병인에게는 치매의 본질, 경과, 예후, 증상, 인지기능장애 때문에 발생할 수 있는 문제 등을 알려주도록 한다.

-, **심리적 조절**: 외부자극을 받아들이는 시각 · 청각 기능을 검사하여 이상이 있으면 적절히 교정해주고, 주위 환경에서 적절한 자극을 유지하도록 한다. 그리고 일상생활에서 해야 할 일들을 복잡하지 않고 단순하도록 도와주며, 개인의 필요와 대처능력에 맞는 일들을 자율적으로 할 수 있도록 자율성을 최대한 고취시킨다. 또한, TV나 신문을 매일 보도록 하여 외부세계의 정보를 얻어서 현실감을 유지하도록 한다.

(2) 약물 치료

치매는 주로 노인들에서 발생하고 이들은 신체적으로 취약하기 때문에 약물에 의한 부작용이 많고 치매 이외에 다른 다양한 신체적 질병을 앓고 있으므로 여러 가지의 다양한 약물을 동시에 복용해야 할 가능성이 많다. 그러므로 가능한 한 많은 종류의 약을 동시에 투여하는 것을 피하고 용량도 최소화해야 한다.

약물 치료에는 인지기능을 회복시키는 약물과 정신 증상을 가라앉히는 약물로 대별할 수 있다. 인지기능에 관한 약물, 정신 증상에 관한 약물, 항정신성 약물, 항불안제, 항우울제, 수면제 등이 있다.

(3) 정신치료

치매를 앓고 있는 사람은 인지기능의 장애가 진행되면서 전에는 별다른 어려움이 없이 해 오던 일들을 이제는 더 이상 하기 어렵다는 것을 느끼게 되어 자존심과 정체성에 심한 타격을 받게 된다. 때로는 이러한 정서적인 문제가 심각하여 뇌손상을 입은 사람에게서 나타나는 파국적 반응, 정서적 공황 상태가 나타나기도 한다. 정신치료는 이러한 부정이나 투사 등을 통한 심리적 적응과정을 적절하게 도와주는 것이다.

(4) 정신사회적 치료

정신사회적 치료는 행동지향적 치료, 감정지향적 치료, 인지지향적 치료, 자극지향적 치료로 구분하며 치매를 앓고 있는 사람의 기능을 극대화하고 삶의 질을 개선시키는 데 목표를 둔다.

행동지향적 치료는 문제행동이 언제, 어디서, 어떻게 일어났는지를 정확하게 기술하여 그 행동의 유발요인과 결과를 평가하고 이에 따른 치료적 개입을 결정한다. 즉, 치매를 앓고 있는 사람의 능력에 맞추어 적절한 조치를 하거나 환경을 변화시킨다. 감정지향적 치료는 회상치료, 조정치료, 감각통합, 모의존재치료, 지지적 정신치료 등이 포함된다. 회상치료는 치매를 앓고 있는 사람의 과거 기억과 정서를 자극하여 인지기능을 개선시키며, 조정치료는 과거에 대한 감정적 매듭을 조정함으로써 자신의 가치를 회복시키고, 모의존재 치료는 사회적 고립감과 연관된 문제행동을 줄이는 데 도움을 준다. 인지지향적 치료는 현실 지남력과 기술 훈련이 포함되며, 인지적 결손을 교정하는 데 목적이 있다. 자극지향적 치료는 오락치료와 예술치료를 통하여 문제행동을 줄이고 감정을 개선시키고자 하는 것이다.

(5) 사회복지서비스

현재 우리나라에서도 치매에 대한 사회복지 차원의 관심이 증가하면서 선진국과 비슷한 여러 가지 사회복지서비스가 개발 · 실시되고 있다. 주간보호는 낮 시간에 치매를 앓고 있는 사람에게 안전한 환경을 제공하고 적절한 프로그램을 실시하여 치매를 앓고 있는 사람의 가족에게 낮 시간 동안 휴식할 수 있도록 한다. 보호자 휴식프로그램은 일정한 시간동안 봉사자가 치매를 앓고 있는 사람을 돌봄으로써 가족이 어느 정도 휴식을 가질 수 있도록 하는 것이며 가정건강관리 프로그램은 의료진과 봉사자들이 가정에서 다양한 서비스를 제공하는 것을 말한다. 노인센터는 영양관리 프로그램, 오락, 교육, 사교, 건강관리와 정보제공 등을 통하여 치매를 앓고 있는 사람의 사회적 적응을 돕는다. 정신건강 위기조정 서비스는 정신 증상을 신속하게 해결하여 치매를 앓고 있는 사람들이 사회생활을 잘 할 수 있도록 한다.

2) 치매의 예방

치매를 효과적으로 예방하려면 치매가 일어날 수 있는 조건, 즉 위험인자를 미리 조절하는 것이 필요하다. Alzheimer병의 경우 위험인자는 고령, 여성, 낮은 교육 수준 등으로 조절이 가능한 인자가 아니므로 특정한 예방 방법이 아직은 없다. 그러나 혈관성 치매는 혈압조절, 금연, 당뇨와 심장질환 치료, 아스피린 등의 항혈소판 제재를 투여함으로써 뇌졸중의 발생과 재발을 방지하여 치매의 발병과 악화를 예방할 수 있다. 따라서 뇌혈관 질환인 심장질환, 당뇨병, 고혈압, 고지혈증 등 질환들을 철저하게 치료하는 것이 중요하다.

① 식이요법, 운동요법, 약물요법 등이 치매 예방에 큰 도움이 된다.

② 당뇨병을 조절한다. 규칙적인 식사와 운동을 하면서 먹는 약이나 인슐린 주사를 사용해 혈당을 조절한다.

③ 콜레스테롤을 정기적으로 검사한다. 혈중 콜레스테롤 농도가 200 이하가 되도록 유지해야 한다.

④ 금연을 한다. 담배는 심장과 뇌혈관에 많은 해를 가져온다. 그리고 담배를 피우면 뇌혈관이 수축하여 뇌로 가는 피의 양을 감소시키며 피를 끈끈하게 해서 뇌혈액 순환을 방해한다.

⑤ 심장병을 조기에 발견하여 치료하여야 한다. 치매와 관련이 있는 심장병에는 협심증, 심근경색증, 부정맥, 심장판막증 등이 있다.

치매의 예방

- 나이가 들수록 책을 읽고 이야기하는 등 머리를 많이 쓰고 적극적으로 살아간다.
- 항상 새로운 정보를 접하고 무언가를 배운다.
- 젊어서부터 꾸준히 운동을 하고 적정 체중을 유지한다.
- 우울증은 치료받고 많이 웃으며, 밝게 살도록 노력한다.
- 기억장애, 언어장애가 있을 때는 빨리 검사를 받는다.
- 혼자 지내기보다는 친구를 많이 만들고 자주 만나서 즐겁게 지낸다.
- 우울증은 치료받고 많이 웃으며 밝게 살도록 노력한다.
- 기억장애, 언어장애가 있을 때는 빨리 검사를 받는다.
- 매일 일기를 쓰는 것이 큰 도움이 된다.
- 스포츠와 같이 신체적 · 정신적 긴장과 이완이 반복되는 취미생활을 즐긴다.
- 고혈압, 당뇨병, 동맥경화증, 고지혈증, 심장질환, 갑상선 기능저하증 등 성인병을 사전에 관리하고 적극적으로 치료한다.
- 어떤 일을 할 때 주의를 집중해서 하는 습관을 들이고 반복해서 기억하도록 한다.
- 중요한 약속이나 일들은 메모하거나 기록해 둔다.
- 걷거나, 손을 많이 쓰는 일은 뇌를 자극하여 뇌의 위축을 방지하는 효과가 있다.
- 소리를 내서 노래를 부르거나 다른 사람과 대화를 하는 것이 좋다.
- 추운 겨울이나 새벽운동, 환절기에 급격한 기온변화를 피한다.
- 실내공해나 환경오염지역 등에서 독성물질에 오래 노출되지 않아야 한다.
- 여성일 경우 폐경기 이후 필요하다면 호르몬 치료를 받는 것도 도움이 된다.
- 충분한 수면을 취하고 열심히 일한다.
- 노후대책을 미리 세워 놓고, 노인이 되어서는 외부활동에 적극적으로 참여한다.

CHAPTER 12

정신분열병

주요 정신병의 하나인 정신분열병은 사고, 정서, 지각, 행동, 대인관계 등 인격의 여러 측면에서 장애를 일으키며, 전 세계적으로 매년 200만 명 이상 발생하는 것으로 추정되고 있다. 최근 많은 연구에서 정신분열병의 경과가 진행적이거나 만성적이지 않다고 보고하고 있지만, 진행적이거나 무능력한 상태가 될 수도 있다. 정신분열병에 걸리게 되면 인간의 건강과 삶의 질 향상에 부정적인 영향을 미친다. 또한 정신분열병은 부적응적 신경생물학적 반응의 심한 형태로서 다양한 증상뿐만 아니라 그 원인, 결과, 치료에 대한 반응도 다양하여 하나의 증후군으로도 생각되고 있다.

우리나라에서 정신분열병은 장애인복지법에 의한 장애의 한 분류로서 사회복지실천, 특히 장애인복지실천현장의 사회복지사들이 자주 접하게 되는 주요한 장애이다. 여기에서는 정신분열병에 대한 이해도를 높이고자 정신분열병의 다양한 유형과 기본적인 내용, 그리고 분열형 정동장애의 진단기준 등을 살펴보았다(김혜련 외, 2001 ; 대한신경정신의학회, 2005 ; 민성길 외, 2006 ; 이근후 외, 1997 ; 이정균 외, 2000).

1. 정신분열병의 개념

정신분열병의 개념에 대해서는 학자들 사이에 많은 이견이 있다. 현재로서는 정신분열병이란 뇌의 기질적 이상은 없는 상태에서 사고와 정서, 지각, 행동 대인관계 등 인격의 여러 측면에 장애를 초래하는 뇌기능장애라는 것이 일반적 견해이다.

정신분열병은 정신활동의 통일성이 파탄되고 정서, 사고 및 의지 등의 주요 정신기능에 장애가 생김으로써 외계와의 접촉이 없어지고 이상체험이 나타나며 특징적인 인격변화를 일으키는 병이다. 또한 이 병이 단일 질환이 아닌 하나의 증후군(syndrome)이라는 학설도 유력하다. 즉 여러 가지 심리적 · 생물학적 원인에 의해 서로 다른 형태로 발병이 되고, 임상경과도 다양하나 말기의 상태는 거의 비슷해 보인다.

즉, 정신분열병은 아직은 알 수 없는 원인에 의해서 뇌기능의 장애가 생김으로써 정상적인 사고 기능이 약화되고, 망상, 환각, 감정상의 장애, 운동장애 등 정신기능의 거의 모든 기능이 제대로 기능하지 못하게 되는 병을 말한다.

2. 정신분열병의 진단기준

우리나라의 장애인복지법에 의한 장애의 범주에 분류되어 있는 정신분열병과 아형, 그리고 분열형 정동장애의 진단기준을 DSM-IV에서 살펴보았다.

1) DSM-IV에 의한 정신분열병의 진단기준

〈표 12-1〉 DSM-IV에 의한 정신분열병의 진단기준

A. 특징적인 정신병적 증세 중 둘 혹은 그 이상이 1개월 동안 있다. : 가장 중요한 것은 환각(hallucination)과 망상(delusion)이다.
① 망상(delusion) ② 환각(hallucination) ③ 혼란된 언어(disorganized speech), 이를테면 빈번한 탈선이나 지리멸렬 ④ 전반적으로 혼란되거나 긴장된 행동(grossly disorganized or catatonic behavior) ⑤ 음성증상(negative symptoms) 즉 정서적인 둔감, 혹은 의욕이 없다.
B. 사회적 / 직업적 기능 수행이 안될 때 (발병 이후에 직업, 학교, 사회관계, self-care의 한두 가지에 현저한 기능저하)
C. 최소한 6개월 이상의 지속적인 증세
-, 최소한 1개월 간의 A 증상과 나머지의 전구증상과 잔류증상이 있을 것 -, 전구증상과 잔류증상이 있는 동안에는 음성증상만 있거나 2개 이상의 A 증상이 약하게 존재할 때
D. 정신분열성 정서장애와 정신병적 양상을 동반한 무드(기분)장애가 아닐 것
1 주요 우울증, 조증, 혼합에피소드는 활성기 증상과 동반하여 나타나지 않는다. 2. 무드 에피소드는 활성기 동안에도 일어나지만 그 전체 기간이 활성기와 잔류기간에 비해 상대적으로 짧다.
E. 중독성 물질 / 일반적인 의학적 상태에 의한 것이 아닐 것
F. 전반적인 발달장애와의 관계
-, 자폐증이나 발달장애의 역사가 있으면 현저한 망상이나 환각이 최소한 1개월 이상 존재해야 부가적으로 진단 가능

2) DSM-IV에 의한 정신분열병의 아형과 진단기준

정신분열병의 아형은 과거의 증상과는 무관하게 평가 시의 현저한 증상에 따라 나누어지며, 망상형, 혼란형, 긴장형, 미분류형, 잔류형을 살펴보았다.

(1) 망상형(Paranoid Type)

정신분열병의 기본증상을 가졌으면서도 특히 망상이 두드러지는 아형이다. 피해망상이나 과대망상이 주가 되며, 긴장형 혹은 혼란형에 비해 자아능력은 비교적 강하여 정신기능, 감정반응 및 행동면에서 퇴행하는 정도가 가볍고 인격 황폐화도 덜하다. 발병 시기는 다소 늦어서 주로 20대 후반이나 30대에 발생한다. 긴장되어 있고 의심이 많으며 사회생활에서의 처신은 제대로 하는 편이며 지능도 그들의 망상과 관계가 없는 분야에서는 보통 이상의 높은 것이 상례이다.

망상형의 진단기준은 정신분열병의 진단기준을 충족하고, 다음 A, B를 충족시켜야 한다.

A. 하나 혹은 그 이상의 망상에 사로잡혀 있거나 환청이 빈번하다.
B. 혼란된 언어, 혼란된 혹은 긴장된 행동, 혹은 부적합한 감정 표현은 없다.

(2) 혼란형(Disorganized Type) 혹은 파괴형(hebephrenic)

심하게 지리멸렬한 사고와 정동의 부조화가 주 증상이며, 퇴행이 심하다. 초기 청소년기에 서서히 발병하며, 성격의 황폐화가 가장 심하게 오는 것이 특징이다.

혼란형의 진단기준은 다음 A, B를 충족시켜야 한다.

A. 혼란된 언어, 혼란된 행동, 둔감한 혹은 부적합한 정동 등의 3개 모두가 현저하다.
B. 긴장형으로 진단되지 않을 것.

(3) 긴장형(Catatonic Type)

심한 정신운동(psychomotor)의 장애가 특징적인 증상이며, 혼수상태와 흥분상태가 교대로 나타나는 경우(30%)도 있으나 대부분은 혼미상태만 있고 주로 흥분만 있는 경우도 있다(25%). 발병연령은 15 ~ 25세이다. 여기에는 혼미성 긴장증(stupurous catatonia)과 흥분성 긴장증(excited catatonia)이 있다.

긴장형의 진단기준으로 다음 중에서 최소한 2개 이상이 있어야 한다.

① 강경증이나 혼미에 의해 이루어진 운동성 움직임이 없는 상태
② 과도한 운동활동
③ 극단적인 거부증
④ 수의적 운동, 상동증적 운동, 현저한 기행증의 특색
⑤ 반향언어 혹은 반향행동

(4) 미분류형(Undifferenciated Type)

명백히 정신분열병의 증상(A기준)을 나타내고는 있으나 어느 하나의 아형(망상형, 긴장형, 혼란형)에 해낭시길 수 없는 경우로서 몇 개의 증후군을 동시에 나타내고 있는 경우이다. 즉 급성 흥분성 정신분열병의 어떤 경우나 활동이 없는 만성정신분열병의 어떤 경우가 여기에 해당된다.

(5) 잔류형(Residual Type)

잠복형과 유사하나 잠복형은 발병 전 단계에 있는 것이지만 잔류형은 정신분열병의 발병이 있고난 후의 상태를 말한다. 그러나 잠복형과 마찬가지로 정신병적 증상이 외관상으로 뚜렷하지 않은 채로 생활을 하고 있으므로 잠복형이나 잔류형 정신분열병 모두를 보행성 혹은 통원가료성 정신분열병(ambulatory schizophrenia)이라고도 한다.

잔류형의 진단기준은 다음 A, B를 충족시켜야 한다.

A. 뚜렷한 망상, 환각, 혼란된 언어 및 아주 혼란되거나 긴장적

인 행동은 없다.

B. 지속하는 장애의 증거가 있고, 음성증상이 존재하거나 정신분열병 기준 A 중 2개가 가볍게 존재한다.

3) DSM-IV에 의한 분열형 정동장애의 진단기준

DSM-IV에서는 '정신분열병과 다른 정신병적 장애'의 분류에서 기타 정신병적 장애에 분열형 정동장애를 분류하고 있다. 분열형 정동장애가 정신분열병의 일종인지 혹은 기분장애의 일종인지에 관해서는 논란이 있어 왔고, 오늘날에는 많은 임상가와 연구자들은 이 병이 기본적으로는 정신분열병의 일종이라는 데 의견을 같이하고 있다. 분열형 정동장애는 정신분열병의 요소와 정동장애(기분장애)의 요소가 같이 있는 경우로서 ICD-10에서는 기분장애 증상의 출현이 정신분열병적 증상의 출현에 앞선다면 분열정동장애 진단이 주어진다. 반면 DSM-IV에서는 정신분열병과 분열정동장애 진단은 기분장애 증상이 나타나는 시간의 길이에 따라 결정된다. 기분장애 증상이 정신병적 증상에 시간적으로 앞선다 할지라도 그 기간이 짧다면 DSM-IV 진단은 정신분열병이다. DSM-IV에서의 진단기준은 다음과 같다.

〈표 12-2〉 DSM-IV에 의한 분열형 정동장애의 진단기준

진단기준
A. 정신분열병의 A 기준에 맞는 증상들과 더불어 주요 우울 에피소드, 조증 에피소드, 혼합 에피소드가 어떤 때 같이 있는 상태일 때
B. 장애기간 동안 최소 2주간 망상이나 환각이 있으나 두드러진 무드 증상은 없다.
C. 무드 에피소드 기준에 맞는 증상들이 질병의 황성기와 잔류기의 전체 기간 동안 실질적으로 존재한다.
D. 장애가 물질의 직접적인 정신생리적 효과로 인한 것이 아니다.
-, Bipolar Type : 장애가 조증이나 혼합형 에피소드를 포함할 때 -, Depressive Type : 장애가 단지 주요 우울 에피소드만 가질 때

4) 우리나라 장애인복지법에 의한 정신장애의 등급 기준

우리나라의 장애인복지법에서 제시한 정신장애인의 등급 기준 중에서 정신분열병과 분열형 정동장애의 등급 기준을 다음과 같이 살펴보았다.

〈표 12-3〉 **정신분열병과 분열형 정동장애의 장애등급**

장애등급	장 애 정 도
1급	1. 정신분열병으로 망상, 환청, 사고장애 및 기괴한 행동 등의 양성증상이나 사회적 위축과 같은 음성증상이 심하고, 현저한 인격변화가 있으며, 기능 및 능력 장애로 인하여 주위의 전적인 도움이 없이는 일상생활을 해나가는 것이 거의 불가능한 사람(정신병을 진단받은 지 1년 이상 지난 사람만 해당한다. 이하 같다.)
	4. 분열형 정동장애로 제1호 내지 제3호에 준하는 증상이 있는 사람
2급	1. 정신분열병으로 망상, 환청, 사고장애 및 기괴한 행동 등의 양성증상과 사회적 위축 등의 음성증상이 있고, 중등도의 인격 변화가 있으며, 기능 및 능력 장애로 인하여 주위의 많은 도움이 없으면 일상생활을 해나가기 어려운 사람
	4. 만성적인 분열형 정동장애로 제1호 내지 제3호에 준하는 증상이 있는 사람
3급	1. 정신분열병으로 망상, 환청, 사고장애, 기괴한 행동 등의 양성증상이 있으나, 인격변화나 퇴행은 심하지 아니한 경우로서, 기능 및 능력 장애로 인하여 일상생활이나 사회생활을 해나가기 위한 기능 수행에 제한을 받아 간헐적으로 도움이 필요한 사람
	4. 분열형 정동장애로 제1호 내지 제3호에 준하는 증상이 있는 사람

출처 : 보건복지가족부, 2008 장애인의 장애등급표.

3. 정신분열병의 원인과 유병률

정신분열병의 원인에 관한 학설은 매우 많지만 뚜렷한 원인으로 밝혀진 것은 아직 없다. 그 이유는 이 병의 개념이 정확하게 규정되어 있지 않고, 여러 가능한 원인들의 개별적 영향력을 측정하기가 쉽지 않으며, 병의 진행과정에서 나타나는 변화들을 원인으로 착각하는 경향이 있기 때문이다. 가장 합리적이고, 지배적인 견해는 정신분열병은 여러 원인적 요인들이 복합적으로 작용하여 발병하는 증후군 내지 복합적인 질병이라는 것이다.

대체로 어떤 개인이 특정한 취약성을 가지고 있어, 어떤 환경적 스트레스를 받으면 정신분열병이 발병하게 된다고 본다. 이때 취약성이란 감염, 신경발달미숙, 약물남용, 외상 등과 같은 생물학적인 것일 수도 있고 가족 내 스트레스, 사회경험 등과 같은 환경적인 것일 수도 있다. 따라서 정신분열병의 원인에 대해 유전적 · 생물학적 및 사회심리학적 연구 모두가 필요한 것이다. 최근 뇌영상화기술의 발달, 비전형적 항정신병 약물의 개발과 음성증상의 개념의 발달, 그리고 병의 경과와 예후에 영향을 미치는 사회심리적 요인에 대한 연구들은 정신분열병의 이해를 크게 증진시키고 있다. 여기서는 크게 생물학적 요인과 사회심리학적 요인으로 구분하여 간단하게 살펴보았다.

1) 생물학적 요인

여러 가지 구조적이고 기능적인 이상이 정신분열병을 앓고 있는 사람에게서 발견되었다. 생물학적 이상은 정보과정, 주의력, 지각,

인지, 정서기능 이탈의 원인으로 생각된다. 생물학적 요인에 의하면, 정신분열병의 원인은 기질적 요인이나 생리적 요인과 관련된다.

(1) 유전적 영향

정신분열병에 대한 유전적 요인은 확실한 증거가 있다. 가족력과 가계연구에서 가족관계가 가까울수록 친척 중에서 정신분열병이 발생 빈도가 더 높다는 것이 증명되었으며, 쌍생아의 연구에서도 일란성 쌍생아에서의 정신분열병의 발병 빈도가 이란성 쌍생아보다 더 높은 것으로 나타났다. 또한 정신분열병을 앓고 있는 어머니의 자녀에서 정신분열병의 발생 빈도를 보기 위해 태어난 아이를 수주일 안에 정신분열병의 가족력이 없는 가정에 양자로 보내 연구한 양자 연구의 결과에서도 친어머니에게서 자랐을 때와 거의 같은 비율의 발생 빈도를 나타냈다.

정신분열병의 발병에 유전적인 요인이 부분적으로는 관여한다는 데 대하여는 전적으로 인정되고 있다. 그러나 여러 연구에 의하면 정신분열병의 이환율이 100%에 해당하는 경우는 없었다. 따라서 정신분열병의 원인에 유전적 요인뿐만 아니라 환경적 요인도 중요하다는 것을 알 수 있다.

(2) 생화학적 영향

최근의 많은 연구에서는 정신분열병의 발생에 관한 생화학적 요인을 중요시하고 있다. 뇌의 대사 변화와 혈액순환 그리고 전기적 활동과 신경생화학에 대한 연구가 기술의 발전으로 이전보다 더욱 정밀하게 이루어지고 있다.

예를 들면 양전자방출단층촬영술(PET)을 이용한 연구에서 정신분열병을 앓고 있는 사람의 전두엽에 대사활동 저하가 보고되고 있으며, 뇌기저핵의 활동 저하를 보여주기도 한다. 또한 정신분열병이 뇌의 아드레날린체제 장애와 관련이 있을 수도 있다. 도파민(Dopamine)[1], 세로토닌(serotonin)[2], 노르에피네프린(Norepinephrine)[3], GABA(gamma-amino butyric acid)[4] 등과 같은 뇌의 신경전달물질과 관련이 있을 수도 있다. 도파민의 과다활동이나 뇌의 중심 시냅스에서 노르에피네프린의 결핍 혹은 도파민과 노르에피네프린의 불균형설이 있다. 뇌 내의 세로토닌 양은 증가하지만 세로토닌 수용체의 수는 감소하는 경우도 보고되었다. 뇌에서 도파민 전달을 강화시키는 암페타민이 급성 편집형 정신분열병과 유사한 증상을 야기한다는 점이 도파민 가설을 뒷받침한다.

(3) 신경해부학적 이론

많은 정신분열병을 앓고 있는 사람에게서 뇌장애가 발견된다. 컴퓨터단층촬영술(CT)과 자기 공명영상(MRI)에서 측뇌실과 제3뇌실의 확대, 대뇌피질의 위축과 같은 구조적 이상을 나타낸다. 쌍생아 연구에서는 구조적 이상이 유전적 요소보다 후천적 요소에 기인한다고 본다. 최근의 연구결과에서 몇몇 정신분열병을 앓고 있는 사람에게서 제 3뇌실의 확대가 관찰되었다. MRI와 PET에서 전두엽의 이상이 발견되었는데 이것은 정신분열병의 인지적 증상, 주위집중 장애, 정서적 증상의 원인이 된다.

대뇌피질의 위축, 측뇌실의 확대, 뇌대사와 전기적 활동장애, 다양한 신경심리적 결함을 포함한 정신분열병을 앓고 있는 사람의 복합

1) 운동 기능에 관련되며, 기타 기분조절에도 관계된다. 항정신병약물은 도파민 수용체를 차단하여 정신분열병, 조증을 억제한다.
2) 감정, 공격성, 각성, 수면, 불안, 강박장애, 정신분열병의 음성증상 등과 관련 있다.
3) 뇌의 전체 기능과 관련되고 감정, 주의, 각성상태와 관계되며, 불안, 각성 등 정신질환의 주요 증상을 일으키는 원인이 된다.
4) 불안, 간질과 관련이 있다.

적인 뇌기능장애를 입증하는 자료들이 있다. 이들 결과는 앞으로 정신분열병이 단일원인에 의한 단일질환이 아니고, 여러 원인에 의한 하나의 증후군임을 지지하게 될 것이다.

2) 사회심리학적 요인

정신분열병과 관련된 정신 · 사회적 요인은 인간의 정신내적 영향과, 대인관계의 경험들과 발달과정에 초점을 두고 있다.

(1) 정신내적 영향

과민하고 쉽게 불안해지며 사회적인 고립 상태에 있는 사람들은 스트레스가 많아질 때 의심과 두려움, 위축 또는 고립 등의 행동을 보여준다. 정신분열병을 앓고 있는 사람들의 유년기는 부모의 정서적인 냉담이나 적대감에 매우 민감한 영향을 받아왔으며, 이러한 감정들이 부정적인 자아상을 형성하게 되어 결과적으로 무가치감과 죄책감, 무력감을 지니게 된다. 다양한 정신의학자와 심리학자들의 이론에서 다루어지고 있다.

(2) 사회적 요인

낮은 사회경제적 상태나 소수민족, 사회적 고립, 공동체 해체, 매우 붐비고 비좁은 생활조건 등이 정신분열병의 발병에 주요한 소인이 된다. 주위환경으로부터의 수용과 지지 또는 고립, 거절 등 사회지지망의 감소가 정신분열병의 발병에 중요한 요소이다. 그 중에서도 가장 중요한 사회문화적 변수는 사회경제적 상태이다.

많은 연구에서 최하위계층에서 정신분열병의 발병률이 가장 높은 것으로 나타났다. 이는 이 계층의 사람들에게 스트레스가 많기 때문으로 볼 수 있는 바 이를 '사회적 원인 가설'이라 한다. 그 외에도 인종문제, 이민, 도시화, 산업화 등 여러 사회적 요인 등을 들 수 있다.

(3) 가족적 요인

인간은 가족과 문화 안에서 가치와 태도, 의사소통 유형을 학습한다는 전제가 대인관계적인 관점의 기본을 이룬다. 두 사람이 의사소통을 할 때 일반적으로 한 사람은 수신자가 되고 나머지 한 사람은 송신자가 되는데, 수신자는 송신자가 전달한 내용에 대한 반응을 다시 송신자에게 돌려주는 피드백 과정이 일어나게 되는데 정신분열병을 앓고 있는 사람의 의사소통 과정에는 바로 이 피드백 과정이 부족하거나 결함이 있는 것으로 밝혀졌다. 대표적인 예가 이중구속메시지(double-bind message)이다.

정신분열병을 앓고 있는 사람의 가족들은 서로 간접적이고, 불명확하며 성장에 방해되는 방식으로 의사소통을 한다. 가족 구성원들은 서로 자연스럽게 대화하지 않으며 가족 외의 사람들과도 친밀한 관계를 형성하면 안 되는 것으로 지각한다.

3) 기타

정신분열병의 원인으로 거론되는 기타의 이론들은 바이러스에 의한 감염성 질환이라는 이론, 뇌에 대한 자가 면역질환이라는 이론, 스트레스-취약성 모형 등이 있다.

4) 유병률

전 세계적으로 정신분열병의 평생 유병률은 인구의 약 1%이고, 1년 유병률은 0.2~0.4%이며, 1년 발병률은 0.01~0.05%로 보고되고 있다. 남녀 간의 유병률은 비슷하며, 발병의 연령 상한선은 없으며, 사춘기 이전의 발병은 드물다. 발병률이 가장 높은 연령층은 남자의 경우 15~24세, 여자의 경우 25~34세로서 남자가 조금 일찍 발병한다.

4. 정신분열병의 특성

1) 일반적 특성

Bleuler는 정신분열병에 있어 사고의 분열을 주된 증상으로 보고 그 원발성 증상(primary symptoms)으로 연상(association)장애, 양가감정(ambivalence), 정동(affect)장애, 자폐증(autism)을 들고, 이를 **정신분열병의 4A**라고 불렀다. 그 밖의 망상이나 환각, 긴장증상 등은 아직 알 수 없는 신체적 병적 과정과 직접 관련된 증상인 원발성 증상의 2차적 혹은 보조증상으로 보았다. 여기서 이차적 증상이란 일차적 증상과 그 심리적 반응이 결합해서 생긴 반응을 말한다.

Schneider는 정신분열병의 진단기준이 되는 증상으로 생각이 들리는 환청, 서로 나두는 내용의 환청, 자기의 행동을 일일이 지적하고 지시하는 환청, 자기 몸에 어떤 영향력이 미치고 있다는 경험, 사고의 철퇴(though withdrawal), 외부의 어떤 힘에 의해 자신이 영향을 받고 조종된다는 망상, 그리고 망상지각 등을 들고 이들을 **정신분열병의 1급 증상**이라 하였다. **2급 증상**은 기타 지각장애, 급성 망상적 생각, 혼동, 우울 또는 다행감, 감정빈곤의 느낌 등이다.

정신분열병의 증상에는 상징성이 있다. 즉 괴상한 행동, 생각, 언어에는 나름대로의 상징화 과정이 내포되어 있다. 또한 정신분열병의 흔한 증상 중의 하나인 철퇴(withdrawal)나 자폐증도 지나친 자극이 들어오는 것을 방어하려는 시도로 볼 수 있다. 동시에 다른 사람으로 하여금 감정적 거리감을 느끼게 하거나 남들과 어떤 관계를 성

립시킬 수 있는 능력이 결핍되어 있다. 자아경계의 상실은 다른 사람들의 마음을 읽을 수 있다든지 또는 다른 사람들의 생각에 의해서 조종되고 있다는 망상에서 볼 수 있다. 이렇게 해서 생긴 현실과의 접촉상실이 모든 정신병의 핵심적인 증상으로 되는 것이다. 어떤 경우는 성적 정체성의 혼란도 있다. 한편, 가변성이 있어 예측하기 힘든 변덕을 보인다.

2) 발병 전 특성

발병 전, 대부분 분열성 내지 분열형 인격장애가 있는 경우가 많다. 또는 회피성, 편집성, 히스테리성, 강박성 인격장애도 발견된다. 대개 조용하고 수동적이며 내성적이다. 친구가 적고 집단행동을 피하는 사회적 철퇴, 영화, TV, 음악 등을 즐기는 편이다. 논리에 맞지 않는 신체증상을 표현하는 수도 많아 흔히 발병 전에 주위 사람들은 그가 뭔가 변했다는 인상을 받는다. 또는 추상적 사고, 철학, 초자연적인 현상, 종교 등에 심취하기도 한다. 그리고 괴상한 생각과 행동, 감정 반응 및 착각 등을 보인다.

발병 전, 대부분 전구증상기를 보인다. 보통 수개월 내지 수년에 걸쳐 서서히 발병한다. 갑작스런 발병은 혼란된 심한 정신병적 증상을 보이는 수가 많다. 정신분열병의 전구증상은 다음과 같으며, 자주 반복될 때에는 유의해서 볼 필요가 있다.

-, 두통이나 요통, 근육통, 전신무력감, 소화기 장애 등의 신체적 증상이 있다.
-, 신경이 예민해지고 혼란스러워하며, 쉽게 짜증을 내고 불안해 보이며, 한 곳에 오래 앉아 있지 못하고, 안절부절 못한다.
-, 수면을 잘 취하지 못하며 식욕이 저하되고 세면, 목욕, 머리 빗기, 옷 갈아입기 등의 기본적인 생활을 잘 못하며, 게을러

지고, 의욕이 없어지기도 한다.

-, 철학이나 종교 문제에 지나친 관심을 보이는 경우도 있다.

-, 쓰레기를 주워 방 안에 쌓아둔다든지, 집안의 물건을 버리는 등 이상한 행동을 보이기도 한다.

-, 의사표현을 잘하지 않으며 혼자 있는 시간이 많아지고, 목적 없는 행동을 자주 하며, 자기중심적이 되기도 한다.

-, 말수가 지나치게 많아지기도 한다.

-, 감정적 반응이 줄어들어 다른 사람은 다 웃는 일에도 혼자만 웃지 않는 등 희로애락의 감정을 느끼지 못하고 심해지면 가면을 쓴 것 같은 표정이 되어 버린다.

-, 지나치게 부적절한 감정을 표출, 이로 인해 지나친 분노를 드러내기도 하고, 별일도 아닌데 지나치게 행복해하기도 한다.

-, 충동을 조절하지 못해 갑자기 화를 내거나 물건을 부수기도 하고, 다른 사람에게 폭력을 행사하기도 하는데, 간혹 갑자기 TV 채널을 마구 돌리거나, 음식을 마루에 쏟아버리는 일이 자주 반복된다.

3) 임상적 특성

(1) 사고의 장애

정신분열병에서의 사고장애는 크게 사고과정의 장애와 사고내용의 장애로 나누어 볼 수 있다. 사고과정에서는 연상의 와해가 일어나 언어에서 논리적인 연결이 되지 않고, 자꾸 주제에서 벗어나 결론에 도달하기까지 많은 시간이 걸리는 사고의 우원증을 보이며, 심하면 지리멸렬해지기도 한다. 또 사고의 지체, 사고의 막힘도 볼 수 있다. 사고내용에 있어서는 사고주입, 사고방송, 사고가 위축된다, 조정망상, TV에서 내 얘기를 한다, 추적망상, 나를 죽이려 한다는 등의 사고망상, 관계망상, 피해망상 등이 흔히 나타나며, 그 밖에도 과대망상, 허무망상, 신체망상, 종교적 망상 등 다양한 양상을 보인다. 구체적으로 어떤 내용인가는 자신이 속한 사회문화의 영향을 받기도 한다. 정신분열병을 앓고 있는 사람의 사고는 매우 기이하게 보이지만 무의식에 존재하는 강한 감정적 갈등들이 상징적으로 표현된 것이다.

(2) 정동의 장애

정신분열병을 앓고 있는 사람은 흔히 혼자 실없이 웃는 silly smile 등 부적절한 정동표현과 둔해진 정동을 보인다. 심한 경우에는 자신이나 외부의 사건에 대해 무관심하고 감정표현을 전혀 하지 않는 무감동 상태 또는 우울증 상태를 보이기도 한다. 이들의 감정은 일관성이 없으며 감정표현에 깊이와 초점이 결여되어 있다. 때문에 다른 사람들과 정서적 유대관계를 맺기 어렵다.

(3) 지각의 장애

정신분열병의 발병 초기부터 다양한 지각 이상이 나타난다. 자신을 포함하여 주변의 모든 사물들이 이상하게 변형되어 보이고 빛을 내뿜거나 윤곽이 지나치게 뚜렷해 보이기도 하며 소리의 강도도 전과는 달리 들린다. 시간이 매우 빨리 지나가고 주위의 모든 움직임이 너무 빠르게 느껴지기도 한다. 이러한 착각은 병적 과정으로 일어난 현실왜곡의 결과로 생각된다.

환각도 흔히 경험되는데 정신분열병에서의 환각의 특징은 주로 환청이 많고 특히 사람의 말소리인 경우가 대부분이다. 그 내용은 대개 불쾌한 것으로, 욕설이 많고, 행동을 지적하거나 지시하는 경우, 다수 사람이 대화하는 경우 등이 있으며, 망상과 관계가 있다.

(4) 충동조절, 의욕 및 행동의 장애

정신분열병을 앓고 있는 사람들이 나타내는 변덕스럽고 충동적인 행동들은 양가감정 때문이다. 정상인의 경우에는 서로 모순되는 두 가지의 충동이 있을 경우 상황에 따라 어느 하나가 억압되거나 타협이 이루어지지만 정신분열병에서는 이러한 능력이 상실되어 일관성 없는 예측불허의 급격한 행동변화가 나타난다. 또한 의지력의 약화로 우유부단하고 능동성, 자발성이 없으며, 어떤 목표를 끈기 있게 추구하지 못하게 된다. 때로는 자신의 고집을 굽히지 않고 다른 사람의 지시를 따르지 않는 거부증을 보이기도 하는데 이는 갈등과 불안을 야기하는 현실에 직면하지 않으려 하기 때문이며 적대감의 표현, 혹은 유아기로 퇴행한 결과로 해석할 수도 있다.

이와는 반대로 피암시성이 병적으로 증가하여 말이나 행동을 자동적으로 흉내는 반향언어, 반향행동을 보이는 경우도 있다. 또 동일한 행동을 반복하는 상동행동, 동일한 자세, 언어, 옷차림을 그대로 유지하려는 mannerism도 관찰된다.

(5) 사회적 장애

흔히 사회적 위축을 보인다. 그리고 개인위생을 소홀히 하여 지저분하고 주변이 어지럽고, 의상이 더럽다. 주변에 대해 무시하며, 대화 중에 괴상한 언동이 예측불허 상태로 나타난다. 공공장소에서 소리를 지르거나, 쓰레기통을 뒤지는 등의 모습을 보이기도 한다.

(6) 지적능력의 장애

정신분열병에서는 형제와 같은 계층의 또래에 비해 지능이 낮은 경향이 있으며, 또한 병을 앓고 있는 중에는 과제수행을 잘 못해 지능이 낮게 측정되기도 한다. 대부분은 통찰력이 없다. 다른 증상이 치료되고 있어도 통찰력이 호전되지 않을 수도 있다. 의식의 장애는 없거나 적다. 때로는 지남력의 장애와 기억력의 저하 등을 보이기도 하지만 이는 주의가 산만하거나 외부에 대한 무관심 때문으로 생각된다. 영구적 · 근본적 지능장애는 적다고 본다.

(7) 양성 · 음성증상

흔히 사용하는 용어를 보면, 양성증상(positive symptom)과 음성증상(negative symptom)이란 말이 있다. 양성증상에는 망상, 환각, 지리멸렬한 사고장애, 괴이하고 혼란된 행동 등의 증상들이 포함되고, 음성증상에는 무언증, 둔해진 정동, 자폐증, 사회적 격리, 철퇴 및 자발성의 감소, 주의력결핍 등의 증상들이 포함된다. 항정신성 약물은 양성증상에 더 잘 반응하는 것으로 알려져 있다. 음성증상은 대개 나쁜 병전상태, 대뇌위축, 인지장애와 만성화와 관련되며, 예후가 나쁘고 약물치료에 잘 반응하지 않는다.

(8) 신체증상

정신분열병 특유의 신체증상이 있는 것은 아니다. 전체의 약 75%에서 입체감각인식과 도서감각, 평형감각의 장애 등과 같은 가벼운 신경학적 신호들이 발견된다고 한다. 또한 눈 마주치기를 피하기도 하고, 허공을 멍하니 바라보기도 한다. 눈 깜박이는 빈도가 감소하기도 하거나 증가하기도 하며 갑자기 한동안 자주 깜박이기도 한다. 부드러운 안구추적 운동에 장애가 있는 경우가 많고, 가족에서도 이 현상이 발견된다. 기타 틱, 얼굴 찡그림, 연속반복운동불능증(diadochokinesia), 실어증 실행증 등이 있다. 이들 증후가 있으면 감정둔마 등 병이 심하고 예후가 나쁜 경향이 있다. 그리고 정신분열병을 앓고 있는 사람들의 눈 사이가 넓거나 지문, 손잡이 등 태아 때의 신경발달장애에 의한 것으로 보이는 미소한 신체기형 내지 변형이 정상인들보다 많다.

또한 자율신경계의 장애가 나타나 수면장애, 성기능장애, 그리고 기타 두통, 어깨의 류머티즘성 동통, 요통, 허약감, 소화불량 등의 다양한 신체증상이 나타나 신경쇠약증으로 치료받거나 건강염려증이나 괴병으로 간주되기도 한다. 급성 정신분열병을 앓고 있는 사람들은 동공산대, 땀이 축축한 손과 상당한 정도의 빈맥이라는 3가지 자율신경계의 증상을 보이기도 한다. 그러한 경우에 혈압도 상승하며 가장 깊은 수면이 제 4단계 수면이 감소된다. 전체적으로 정신분열병을 앓고 있는 사람들은 병에 잘 걸리고 사망률도 또한 높은 것으로 알려져 있다.

(9) 기타

정신분열병이 만성화하면 망상, 환각 그리고 급격한 감정반응은 점차 소실되고 다 타버린 재같이 무감각한 상태가 되며, 잔류증상과 신경학적 증후가 뚜렷해진다.

자살은 정신분열병을 앓고 있는 사람에 있어서 반드시 염두에 두어야 할 위험이다. 일반적으로 조울정신병에서 자살 위험성은 더 높지만 실제로 자살해 버리는 확률은 정신분열병에서 더 높다. 정신분열병의 자살이 더욱 위험한 까닭은 자살의 낌새를 가족이나 치료사들이 전혀 알 수 없다는 데 있다. 위험요인은 남자, 30세 이하, 만성경과, 실직, 우울의 병력, 최근 퇴원 등이다.

정신분열병을 앓고 있는 사람의 범죄율은 매스컴의 강조에도 불구하고 일반인에 비해 높지 않다. 자살과 관련하여 정신분열병을 앓고 있는 사람의 약 1%에서는 극적인 자해행위를 나타내기도 한다. 예를 들면 자기 눈을 파낸다든지 성기를 절단할 수도 있다. 이러한 양상을 'Van Gogh Syndrome'이라 부른다. 그 동기는 자신에게 심한 신체적 결함이 있다고 확신하는 기형공포 망상(dysmorphobic delusion)이나 다른 복합적인 무의식적 동기 때문이다.

5. 정신분열병의 치료와 예후

1) 정신분열병의 치료

(1) 약물치료

정신분열병은 신경전달물질 중의 하나인 도파민이라는 물질이 과도하게 증가되어 이상을 보이는 것이라는 생물학적 가설에 근거하여 항정신병약물을 통해 감소시켜주면 될 것이라는 가정 하에 약물치료를 하게 되는 것이다. 이 항정신병 약물을 투여함으로써 정신분열병을 앓고 있는 사람은 안절부절 못함, 망상, 환청, 충동적이고 난폭한 행동 등에서 벗어나 침착해지고 합리적으로 생각하고 행동할 수 있으며, 가족과 치료자와의 관계도 원만해질 수 있다. 실제로 약물을 투여받은 정신분열병을 앓고 있는 사람의 70%가 증상이 현저히 호전되며, 투여 받지 않은 경우는 모두 악화된다고 알려져 있다. 이러한 치료 효과는 다른 모든 항생제나 다른 약물 효과와 거의 같은 수준이다.

그러나 이 항정신병 약물도 지루하고 따분한 감정, 의욕의 상실, 우울, 불안감 및 신체적 증상의 호소에는 그 효과가 작을 수 있으므로, 바로 이런 부분에 대해 정신치료, 집단치료, 환경치료, 사회기술 훈련, 사회적응 훈련, 일상생활기술 훈련, 직업기술 훈련 등의 종합적인 재활치료가 필요한 것이다. 따라서 이러한 정신사회적 치료를 적용하기 위해서는 반드시 약물치료와 함께 해야 한다고 알려져 있고, 어떤 치료보다도 정신분열병에서는 최소한 초기에는 약물치료가 최선의 치료법이라 할 수 있다.

(2) 입원치료

급성 정신병적 상태의 정신분열병을 앓고 있는 사람에게는 단기

입원이 자신을 재구성할 수 있는 기회를 제공하고 미래를 위한 새로운 방향을 얻게 할 것이다.

(3) 정신치료

정신치료에는 정신역동 치료, 지지적 치료, 사회적 기술 훈련, 인지행동 치료가 포함된다. 정신분열병을 앓고 있는 사람에 대한 정신역동 치료는 오랜 역사를 가지고 있지만 엄격한 실험적 방법 측면에서는 효과적이지 못한 것으로 나타났으며, 증상완화, 입원기간, 지역사회 적응 측면에서도 효과가 없는 것으로 나타났다. 지지적이고 현실지향적인 접근이 역동적이고 통찰지향적인 치료보다 재입원, 직장 적응, 사회적응 측면에서 효과적인 것으로 보고되고 있다.

-, **지지적 치료**: 최근 정신역동 접근에 대한 실망으로 인해 지지적 심리치료에 더 많은 관심을 갖게 되었다. 지지적이라는 말은 일반적으로 치료자와 정신분열병을 앓고 있는 사람 사이의 치료적 동맹의 강화, 환경 개입의 제공, 교육과 조언의 제공, 격려와 칭찬의 제공, 한계와 금지의 규정, 긍정적 · 적응적 방어기제의 강화, 클라이언트의 장점과 재능을 강소하는 것 등을 포함한다. 지지적 치료는 정신분열병을 앓고 있는 사람이 자신이 결정한 생활스타일에 잘 적응하도록 돕는 데 있어서 효과적인 것으로 증명되었다.

-, **인지행동 개입**: 인지행동기법은 정신분열병을 앓고 있는 사람이 적극적으로 치료에 참여하도록 하는 것이 중요하며, 질환의 증상과 증상이 갖는 의미를 줄이는 데 초점을 둔다. 이 방법은 감정과 행동이 사건 자체라기보다는 개인이 갖고 있는 신념에 의해 대부분 중재된다는 전제에 기반을 둔다. 여기에는 심리교육, 역기능적 가정의 수정, 대처반응의 향상, 문제의

재조명 등이 포함된다. 여러 연구에서 이 기법이 정신분열병을 앓고 있는 사람의 환각이나 망상의 빈도를 줄이고 그런 증상으로 인한 고충도 줄었으며, 환청이 자신의 생각 때문이라는 신념을 갖게 했다고 보고하고 있다.

(4) 행동치료 / 인지행동치료

정신분열병을 앓고 있는 사람이 보이는 괴이하고 병적인 행동을 감소시키고, 대화를 촉진하며 잘 적응된 정상적인 사회적 행동을 증가시키기 위해서 행동치료가 필요하다. 그 기술로는 token economy와 사회적 기술 훈련 등이 있다. 입원 중이거나 통원 중인 정신분열병을 앓고 있는 사람 모두에게 매우 유용하다. 특히 정신분열병을 앓고 있는 사람과 그 외 가족들 간의 부정적인 상호관계의 개선이나 생산적인 방향으로 행동을 교정해 가는 데 있어서는 가장 기대되는 치료방법일 수 있다.

-, **사회기술 훈련**: 일상생활에 필요한 구체적 기술을 훈련시키는 데 초점을 맞춤으로써 정신분열병을 앓고 있는 사람들에게서 흔히 나타나는 대인관계의 결핍을 해소시키는 데 목적을 둔다. 주로 집단으로 이루어지며, 정신분열병을 앓고 있는 사람이 사회적 상황에서 언어적·비언어적 행동을 효율적으로 사용하도록 가르치는 것이다. 최종 목적은 사회적 장면에서의 불안이나 공포, 피해망상 등을 극복하도록 돕고 타인과의 상호작용을 증진시키는 데 있다. 훈련은 눈 마주치기, 미소 짓기, 억양조절, 표정 관리 등 세부적이고 단순한 행동에서 시작하여 단계적으로 독립심 확립, 감사의 마음 표현하기, 적대감 표현하기 등 보다 인지적으로 복잡한 측면에 이르도록 진행한다. 또한 훈련은 강의, 행동시연 및 따라하기, 역할연습,

역할연습한 결과의 장·단점을 알려주기, 과제 및 숙제 부여, 일상생활에서 훈련효과가 발휘될 수 있도록 훈련하는 순서로 이루어진다.

(5) 집단치료

집단치료는 입원 및 외래 세팅에서 많이 활용되고 있다. 집단의 목적은 감성 및 사고의 표현, 집단성원들 간의 상호작용, 창조적 활동을 통한 자존감 향상 등이다. 집단과정은 자기개방, 자기인식, 다른 성원들과의 상호작용, 자존감을 높이고 집단 외부에서의 사회적 기능을 향상시킬 수 있다. 사회적 고립을 줄이고, 현실감을 향상시킬 수 있다.

(6) 가족치료

정신분열을 극복하고 운용해 나가는 데 있어서 가족은 중요한 자원으로 간주되기 때문에 정신분열병을 앓고 있는 사람의 가족에 대한 심리사회적 개입은 효과적인 것으로 파악되고 있다. 가장 자주 사용되는 모델은 심리교육, 행동주의적 문제해결, 가족지지, 위기개입이며, 정신역동적 접근은 비효과적인 것으로 알려져 있다. 효과적인 개입에서 발견된 핵심요소들은 협력적 관계형성, 구조적이고 안정적인 진행, 현재에 초점, 가족체계 개념의 도입, 가족 의사소통의 개선을 들 수 있다. 비효과적인 치료의 특징으로는 시간 제한적 개입, 병원에서의 개입, 교육과 지지적 측면이 부족한 개입을 들 수 있다. 가족치료를 할 때는 모든 가족성원의 참여가 효과를 증대시킬 수 있는 경우가 많다.

(7) 지역사회개입

탈시설화 이후 심각한 정신장애의 치료는 주로 지역사회가 중심이 되었다. 지역사회치료, 교육, 가족교육, 활동치료, 주거 프로그램, 자조모임, 사례관리, 직업재활과 같은 개입이 효과적인 것으로 나타나고 있다.

(8) 기타 치료

전기충격치료(ECT, electro convulsive therapy)를 정신분열병에 사용할 수 있다. 또한 매우 드물게 시행되지만, 신경외과적 수술처치를 하는 정신외과(psychosurgery)가 있다.

가족과 같이 있기에 문제가 있는 경우에는 day hospital 또는 halfway house 등이 적절하다. 정상적인 직업활동이 곤란한 경우에는 보호적이며 단순한 일을 하는 작업실이 마련되는 것이 좋다. 이로써 정신분열병을 앓고 있는 사람은 사회와 접촉을 유지하며, 대인관계도 호전되고 다소의 수입도 올릴 수 있는 것이다.

2) 정신분열병의 예후

예후가 나쁠수록, 재발을 많이 할수록 인격의 황폐화 위험성이 높아진다. 그러나 지능의 황폐화까지는 오지 않는 것으로 알려져 있다. 장기간에 걸쳐 서서히 회복되는 경우도 있기 때문에 만성정신분열병이라고 해서 치료를 포기해서는 안 된다.

대체로 혼란형(파과형)과 단순형이 예후가 나쁘고 긴장형이 좋은 편이며, 남자보다 여자에서 예후가 좋다. 선진국에서보다는 주로 가족들이 돌보고 사회적 압박도 적으며, 사회에서 더 잘 받아들여지는 저개발국에서 예후가 좋다고 한다.

(1) 예후가 좋은 경우

발병이 급성일수록 병의 기간이 짧을 경우, 과거 정신과적 병력이 없는 경우, 발병할 만한 원인적 사건이 있는 경우, 발병 전에 직업상이나 성생활 면에서나 사회적으로 적응이 잘 이루어지고 있었던 경우, 결혼생활이 잘 영위되고 주위에 살고 있는 사람들과 대인관계가 좋아 감정적으로 따뜻하고 자연스런 유대관계를 맺고 있었던 경우, 발병 시 나이가 많은 경우, 약물 투약을 잘 지키는 경우, 우울증을 함께 보이는 경우 등이다.

(2) 예후가 나쁜 경우

점진적인 발병과 경과, 과거 정신과적 병력이 있는 경우, 정동의 둔마, 강박 증상, 공격적 증상 등이 있는 경우, 병전성격이 나쁜 경우, 독신일 경우, 직업기능이 낮을 경우, 발병 연령이 어린 경우, 감정적인 철퇴나 무관심한 감정 반응을 보이는 경우, 발병 후 2~3년 후에도 호전이 없는 경우, 가정 내에 긴장감이 고조되어 있는 경우, 약물 투약을 잘 지키지 않는 경우 등이다.

CHAPTER 13

기분장애

기분이란 우리 생활에 지속적으로 영향을 미치는 감정 상태이다. 일상적인 생활에서 기분의 고저는 있기 마련인데, 때때로 이런 정상적인 기분 변화와는 전혀 다르게 기분이나 감정이 극단적인 양상을 보여 일상생활이 어려운 정도에 이르는 경우가 있다. 이를 **정동장애**라 불렀지만, 미국정신의학회의 DSM-VI는 **기분장애**로 정의하고 있다.

DSM-VI에서는 현상학적이고 객관적 관찰에 근거한 분류를 제시하였다. 즉 정동장애의 외현적인 특성에 초점을 맞추어서 기분장애로 개념화하였다. 여기서 기분장애는 두 가지 하위유형으로 **우울장애**(depressive disorder)와 **양극성장애**(bipolar disorders)로 나누고, 우울장애에는 주요 우울장애와 기분부전장애가 있고, 양극성장애에는 양극성장애 I, 양극성장애 II, 순환성 장애로 나누었다.

현재 우리나라의 장애인복지법에서는 주요 우울장애의 하위유형인 **반복성 우울장애**와 **양극성 정동장애**가 정신장애의 하위유형으로 분류 · 포함되어 있다. 따라서 여기에서는 기분장애 중에서도 주요 우울장애와 양극성 정동장애를 중심으로 살펴보았으며, 우울증과 우울장애, 주요 우울장애를 혼용하였고, 주요 우울증, 반복형과 반복성 우울장애를 혼용하였으며, 양극성장애와 양극성 정동장애를 혼용하였다(김혜련 외, 2001 ; 권석만, 2000 ; 대한신경정신의학회, 2005 ; 민성길 외, 2006 ; 원호택, 2006 ; 이근후 외, 1997 ; 이정균 외, 2000).

1. 기분장애의 개념

기분장애(mood disorders)는 우울, 희열 등과 같은 기분, 즉 한 인간의 지속적인 내적 감정 상태의 장애가 결정적인 병리인 장애이며, 감정뿐만 아니라 사고와 행동, 신체생리 그리고 대인관계에서도 장애가 나타날 수 있다. 여기서 기분(mood)이란 지속적인 내적 감정 상태이고, 정동(affect)은 감정의 외적 표현을 말한다. 감정은 정상적일 수도 있고, 우울하거나 고양될 수도 있다.

1) 우울증의 개념

우울증이란 단순히 슬프거나, 울적한 기분이 지나쳐 신체적 또는 정신적인 부분에까지 영향을 미쳐서 개개인의 생활에 막대한 지장을 주게 되는 상태를 말하며, 우울증 상태에서는 부정적이고 비관적인 생각이 증폭된다. 자신을 무능하게 생각하며 타인과 세상에 대해 비정하고 적대적으로 생각하게 된다. 즉 슬픔, 우울한 기분, 비관적이고 부정적인 생각 등이 일상생활에 지장을 주는 정신과적 장애다. 또한 이로 인해 인지적 기능도 저하되며, 주의집중이 잘되지 않고 기억력이 저하되며 어떤 일에 결정을 내리지 못하고 우유부단한 모습을 보이게 된다. 이런 우울증상의 심한 정도나 지속 기간 등에 따라 다양하게 구분된다.

우울증상을 보이는 모든 사람이 다 우울증은 아니다. 정상적 우울과 병적인 우울은 다음과 같이 몇 가지 점에서 구분될 수 있다.

(1) 우울한 상태의 강도 또는 심각도

우리의 삶 속에는 크든 작든 누구나 좌절과 실패를 경험하게 되고 우울한 기분을 느끼게 된다. 병적인 우울은 정상적인 우울에 비해서 우울증상이 훨씬 강하고 다양한 우울증상이 나타난다. 즉 병적인 우울에서는, 자신은 무능하고 열등하며 무가치하다는 생각이 확고하며 일상생활에 대한 흥미, 의욕, 활력도 현격하게 감소한다. 아울러 식욕감퇴나 불면증이 심하게 나타나고, 자살에 대한 생각뿐만 아니라 실제로 자살 시도까지 하게 된다.

(2) 우울한 상태가 지속되는 기간

누구나 실패나 좌절을 경험하면 일시적으로 우울한 기분을 경험하지만, 일정 기간이 지나면 이런 상태에서 벗어나 정상적인 기분으로 회복되는 것이 일반적이다. 그러나 병적인 우울은 정상적 우울에 비해 지속 기간이 길며, 보통 6개월 이상 지속된다.

(3) 우울 상태로 인해 피생되는 부정적 결과

우울한 상태에 빠져들게 되면 의욕이나 활력이 감소하기 때문에 학업, 직업, 가정일, 대인관계 등을 소홀히 하기 쉽다. 그러나 대부분의 사람들은 우울한 상태라고 하더라도 최소한의 일상적인 업무를 수행하는 것이 일반적이다. 병적인 우울 상태에서는 흔히 이러한 최소한의 일상적 업무마저 포기하여 심각한 결과를 초래하는 경우가 많다. 병적인 우울은 무단결석, 무단결근, 가족에 대한 무관심, 대인관계의 소홀 등과 같은 이렇듯 심각한 학업적, 직업적, 사회적 부적응 상태를 초래한다.

(4) 좌절 요인에 비해 과도한 우울증상

친구나 가족과의 사소한 다툼이나 좌절에도 심각한 슬픔에 빠져들어 자학을 하고 자살까지 생각하는 사람이 있다. 학교 성적이 조금 떨어지거나 직장에서 업무부진의 징조가 나타나면 자신은 무능하고 열등하다는 심한 자책감에 빠져 의욕을 상실하고 무기력증에 벗어나지 못하는 사람도 있다. 이처럼 좌절 요인의 강도에 비해 지나치게 확대되고 과장된 우울반응은 병적인 우울이라 할 수 있다.

우울증에 대한 잘못된 믿음들

ⓐ 우울증은 반드시 힘든 일이 있어야만 생긴다.
ⓑ 우울증은 마음이나 의지가 약해서 생긴 것이라 내가 마음만 강하게 먹으면 나을 수 있다
ⓒ 우울증은 죄 때문에 생기는 병이다.
ⓓ 우울증은 병이 아니라 단지 내 마음에 충격이 와서 생긴 일시적인 현상이다.
ⓔ 우울증은 단순히 슬프거나 기운이 없고 피곤한 상태이지 병이 아니다.
ⓕ 우울증은 절대로 고치지 못한다.
ⓖ 우울증은 귀신들림 현상이다.

2) 양극성 정동장애의 개념

양극성 정동장애는 우울한 기분 상태와 고양된 기분 상태가 교차되어 나타나는 경우를 말하며, 외적 자극이나 여건과 관계없이 자신의 내적인 요인에 의해서 상당 기간 우울하거나 들뜨는 기분이 주가 되는 정신장애를 말한다. 실제로 우울한 일이 있어서 그만큼 우울해하거나, 기분 좋은 일이 있어서 적절하게 기분 좋아하는 경우는 제외한다. 기분이 저조하며 우울한 상태를 **우울증**(depression)이라고 하고, 들뜨고 몹시 좋은 상태를 **조증**(mania)라고 한다. 우울증과 조증을 모두 경험하는 경우가 있고 우울증만 경험하는 경우가 있다.

양극성 정동장애는 갑자기 기분이 고양되고 의기양양해지고 유별

나게 쾌활하고 낙관적이며 정력에 넘쳐서 아주 활동적이고 사교적인 모습을 보이다가 갑자기 이런 고양 상태가 사라지면 어느 정도는 정상생활을 하는 경우도 있고, 그렇지 않고 서서히 우울증을 보이게 되는 경우도 있다. 이렇게 조증과 우울증이 교차하는 경우가 많아서 조울증이라고 부르며, 극단적으로 침울하고 슬픈 기분에서, 기분이 지나치게 고양되고 유별나게 쾌활한 양상에까지 이르는 등 극단적인 기분의 변화가 주기적으로 나타는 것이 주된 특징이다.

2. 기분장애의 진단기준과 유형

우리나라의 장애인복지법에 의한 장애의 범주에 분류되어 있는 반복성 우울장애와 양극성 정동장애를 중심으로 DSM-IV의 진단기준을 살펴보았다.

1) DSM-IV의 무드 에피소드(Mood Episodc)

DSM-IV에서 기분장애의 진단기준을 이해하기 위해서는 DSM-IV에서 제시한 주요 우울 에피소드, 조증 에피소드, 혼합형 에피소드, 경조증 에피소드 등의 무드 에피소드들을 알고 있어야 한다.

(1) 주요 우울 에피소드(Major Depressive Episode)

〈표 13-1〉 DSM-IV에 의한 주요 우울 에피소드

A. 최소 2주일 간 거의 매일, 다음 증상의 5가지 이상이 있을 때
① 거의 매일 하루종일 우울한 무드 ② 일상생활에서 흥미나 쾌감의 상실(망상이나 환각이 있는 것과 무관하게) ③ 식욕부진, 체중 감소 또는 식욕항진 또는 체중 증가

④ 불면 또는 수면 과다
⑤ 정신운동성 초조 또는 지체
⑥ 정력의 소실, 피로
⑦ 무가치감, 지나치거나 적합치 못한 죄악감
⑧ 능력과 사고의 감퇴
⑨ 죽음에 대한 반복되는 생각, 자살 기도

B. 혼합형 에피소드의 진단기준에는 맞지 않는다.

C. 증상이 사회적, 직업적, 혹은 다른 중요한 기능 영역에서 임상적으로 중요한 장애를 초래한다.

D. 증상이 중독물질의 영향이나 일반적인 의학적 상태에 의해서 일어난 것이 아니다.

E. 증상이 비탄에 의한 것이 아니다.

(2) 조증 에피소드(Manic Episode)

〈표 13-2〉 DSM-IV에 의한 조증 에피소드

A. 입원을 요할 만큼의 비정상적이고 지속적으로 기분이 상승되거나 확장 또는 자극받기 쉬운 기분이 최소한 1주 이상 있다.

B. 다음 증상 중 3개 이상(기분이 자극받기 쉬울 정도면 4개)

① 팽창된 자존심 또는 과대성
② 수면에 대한 욕구 감소(단, 3시간의 수면에도 편안하게 느낌)
③ 평소보다 말수가 많아지거나 계속 말을 하게 된다.
④ 사고의 비약 또는 사고가 연달아 일어나는 것
⑤ 산만성, 즉 중요하지 않거나 불합리한 외적 자극에도 쉽게 주의가 간다.
⑥ 목표지향적 활동의 증가(직장이나 학교 등의 사회적인 활동 또는 성적인 활동) 또는 정신운동성 격정
⑦ 피해적인 결과를 가져올 확률이 높은 쾌락적인 활동에 지나치게 몰두한다.

C. 증상이 혼합형 에피소드 기준에 맞지 않는다.

D. 증상이 직업기능과 보통의 일상활동 혹은 타인과의 관계에서 현저한 장애를 초래할 만큼 심하다. 그래서 그것의 방지를 위해 입원치료가 요구된다.

E. 증상이 중독물질의 영향이나 일반적인 의학적 상태에 의해서 일어난 것이 아니다.

(3) 혼합형 에피소드(Mixed Episode)

〈표 13-3〉 DSM-IV에 의한 혼합형 에피소드

A. 최소한 1주일 동안 거의 매일 조증 에피소드와 주요 우울 에피소드의 진단 기준을 만족시킨다.
B. 증상이 직업기능과 보통의 일상활동 혹은 타인과의 관계에서 현저한 장애를 초래할 만큼 심하다. 그래서 그것의 방지를 위해 입원치료가 요구된다.
C. 증상이 중독물질의 영향이나 일반적인 의학적 상태에 의해서 일어난 것이 아니다.

(4) 경조증 에피소드(Hypomanic Episode)

〈표 13-4〉 DSM-IV에 의한 경조증 에피소드

A. 보통의 우울하지 않은 기분과는 확실하게 다르며, 최소한 4일간 지속하여 나타나는 지속적으로 기분이 상승되거나 확장 또는 자극받기 쉬운 기분이 있다.
B. 다음 증상 중 3개 이상(기분이 자극받기 쉬울 정도면 4개)
① 팽창된 자존심 또는 과대성 ② 수면에 대한 욕구 감소(단 3시간의 수면에도 편안하게 느낌.) ③ 평소보다 말수가 많아지거나 계속 말을 하게 된다. ④ 사고의 비약 또는 사고가 연달아 일어나는 것 ⑤ 산만성, 즉 중요하지 않거나 불합리한 외적 자극에도 쉽게 주의가 간다. ⑥ 목표지향적 활동의 증가(직장이나 학교 등의 사회적인 활동 또는 성적인 활동) 또는 정신운동성 격정 ⑦ 피해적인 결과를 가져올 확률이 높은 쾌락적인 활동에 지나치게 몰두
C. 에피소드가 명료한 기능상의 변화와 연관이 있다.
D. 무드 장애와 기능상의 변화가 타인에 의해 관찰 가능
E. 증상이 직업 기능과 보통의 일상활동 혹은 타인과의 관계에서 현저한 장애를 초래할 만큼 심하지는 않다. 그래서 입원치료가 필요 없으며, 정신병적 양상은 없다.
F. 증상이 중독물질의 영향이나 일반적인 의학적 상태에 의해서 일어난 것이 아니다.

2) DSM-IV의 우울장애(Depressive Disorders)

DSM-IV에서는 우울장애를 '주요 우울증, 단일 에피소드'와 '주요 우울증, 반복형' 2가지로 나누어 분류하고 있다. 여기서는 우리나라 장애인복지법에 의한 장애의 범주에 속하는 반복성 우울장애 즉 '주요 우울증, 반복형'의 진단기준을 살펴보았다.

(1) 주요 우울증, 반복형(Major Depression, Recurrent)

〈표 13-5〉 DSM-IV에 의한 주요 우울증, 반복형

A. 2회 이상의 주요 우울증 에피소드가 있고, 다소간의 평상시 기능으로 회복하는데 최소한 2개월 간격이 있다.
B. 주요 우울증 에피소드가 분열정동형 장애가 아니며, 정신분열병, 정신분열형 장애, 편집장애, 혹은 상세불명의 정신병적 장애가 함께 있지 않을 것
C. 조증 에피소드, 혼합형 에피소드, 경조증 에피소드가 없다.

3) DSM-IV의 양극성장애(Bipolar Disorders)

DSM-IV에서는 양극성장애를 6개 하위 범주로 구성된 '양극성 I형 장애'와 '양극성 II형 장애', '순환성 장애', '상세불명의 양극성장애' 등 4가지로 나누어 분류하고 있다. 모든 양극성장애가 우리나라 장애인복지법에 의한 장애의 범주에 속하는 양극성 정동장애에 해당되며, 그 진단기준은 다음과 같다.

(1) 양극성 I형 장애(Bipolar I Disorder)

과거나 현재에 조증이 있는 경우를 말한다.

〈표 13-6〉 DSM-IV에 의한 양극성 I형 장애

① 양극성 I형 장애, 단일 조증 에피소드 (Bipolar I Disorder, Single Manic Episode)
A. 단지 조증 에피소드 하나만 있고, 과거에 주요 우울 에피소드가 없다. B. 조증 에피소드가 분열정동형 장애가 아니며, 정신분열병, 정신분열형 장애, 편집장애, 혹은 상세불명의 정신병적 장애가 함께 있지 않을 것. 혼합형(Mixed) : 증상이 혼합형 에피소드 기준에 맞을 때
② 양극성 I형 장애, 가장 최근의 경조증 에피소드 (Bipolar I Disorder, Most Recent Episode Hypomanic)
A. 현재(혹은 가장 최근에) 경조증 에피소드가 있다. B. 예전에 최소한 1회의 조증 에피소드나 혼합형 에피소드가 있다. C. 증상이 사회, 직업, 혹은 다른 중요한 기능 영역에서 임상적으로 중요한 불편이나 장애를 초래한다. D. 기준 A와 B의 에피소드가 분열정동장애에 해당하지 않으며 정신분열병, 정신분열형 장애, 편집장애, 혹은 상세불명의 정신병적 장애가 함께 있지 않을 것
③ 양극성 I형 장애, 가장 최근의 조증 에피소드 (Bipolar I Disorder, Most Recent Episode Manic)
A. 현재(혹은 가장 최근에) 조증 에피소드가 있다. B. 예전에 최소한 1회의 주요 우울증 에피소드, 조증 에피소드나 혼합형 에피소드가 있었다. C. 기준 A와 B의 에피소드가 분열정동장애에 해당하지 않으며, 정신분열병, 정신분열형 장애, 편집장애, 혹은 상세불명의 정신병적 장애가 함께 있지 않을 것
④ 양극성 I형 장애, 가장 최근의 혼합형 에피소드 (Bipolar I Disorder, Most Recent Episode Mixed)
A. 현재(혹은 가장 최근에) 혼합형 에피소드가 있다. B. 예전에 최소한 1회의 주요 우울증 에피소드, 조증 에피소드나 혼합형 에피소드가 있었다. C. 기준 A와 B의 에피소드가 분열정동장애에 해당하지 않으며, 정신분열병, 정신분열형 장애, 편집장애, 혹은 상세불명의 정신병적 장애가 함께 있지 않을 것
⑤ 양극성 I형 장애, 가장 최근의 우울증 에피소드 (Bipolar I Disorder, Most Recent Episode Depressed)
A. 현재(혹은 가장 최근에) 주요 우울증 에피소드가 있다. B. 예전에 최소한 1회의 에피소드, 조증이나 혼합형 에피소드가 있다. C. 증상이 사회, 직업, 혹은 다른 중요한 기능 영역에서 임상적으로 중요한 불편이나 장애를 초래한다.

⑥ 양극성 I형 장애, 가장 최근의 미분류 에피소드 (Bipolar I Disorder, Most Recent Episode Unspecified)
A. 기간을 제외하고는 현재(혹은 가장 최근에) 조증, 경조증, 혼합형, 주요 우울증 에피소드에 해당한다. B. 예전에 최소한 1회의 조증이나 혼합형 에피소드가 있다. C. 증상이 사회, 직업, 혹은 다른 중요한 기능 영역에서 임상적으로 중요한 불편이나 장애를 초래한다. D. 기준 A와 B의 에피소드가 분열정동장애에 해당하지 않으며, 정신분열병, 정신분열형 장애, 편집장애, 혹은 상세불명의 정신병적 장애가 함께 있지 않을 것 E. 기준 A와 B의 증상이 물질의 직접적인 영향이나 일반적인 의학적 상태 때문이 아니다.

(2) 양극성 II형 장애(Bipolar II Disorder)

과거나 현재에 조증은 없는 경우이며, 경조증 에피소드가 있는 반복성 주요 우울증 에피소드(Recurrent Major Depressive Episodes With Hypomanic Episodes)이다.

〈표 13-7〉 DSM-IV에 의한 양극성 II형 장애

A. 1회 이상의 주요 우울 에피소드의 병력
B. 최소한 1회의 경조증
C. 조증 에피소드 혹은 혼합형 에피소드는 전혀 없다.
D. 기준 A와 B의 에피소드가 분열정동장애에 해당하지 않으며 정신분열병, 정신분열형 장애, 편집장애, 혹은 상세불명의 정신병적 장애가 함께 있지 않을 것
E. 증상이 사회, 직업, 혹은 다른 중요한 기능 영역에서 임상적으로 중요한 불편이나 장애를 초래한다.
-, 경조증형(Hypomanic) : 현재(혹은 가장 최근에) 경조증 에피소드 -, 우울형(Depressed) : 현재(혹은 가장 최근에) 주요 우울 에피소드

(3) 순환성 장애(Cyclothymic Disorder)

양극성장애의 가장 가벼운 형태이다.

〈표 13-8〉 DSM-IV에 의한 순환성 장애

A. 최소한 2년 동안(소아와 청소년의 경우는 1년) 여러 가지 경조증 에피소드가 있으며, 주요 우울 에피소드 기준에 맞지 않는 수일 동안의 우울증이 있다.
B. 장애가 있는 2년 동안(소아와 청소년의 경우는 1년) 1회에 1개월 이상의 기준 A의 증상이 없는 적이 없다.
C. 장애가 처음 2년 동안 주요 우울증 에피소드, 조증 에피소드, 혹은 혼합형 에피소드는 없다.
D. 기준 A의 증상들이 분열정동형으로 진단되지 않으며, 정신분열병, 정신분열형 장애, 편집장애, 혹은 상세불명의 정신병적 장애가 함께 있지 않을 것
E. 증상이 물질의 직접적 사용결과나 일반적인 의학적 상태 때문이 아닐 것
F. 증상이 사회, 직업, 혹은 다른 중요한 기능 영역에서 임상적으로 중요한 불편이나 장애를 초래한다.

(4) 상세불명의 양극성장애 (Bipolar Disorder, Not Otherwise Specified)

〈표 13-9〉 DSM-IV에 의한 상세불명의 양극성장애

① 조증증상과 우울증상 사이를 매우 빠르게 변화 ② 우울증상 없이 반복하는 경조증 에피소드 ③ 편집장애, 잔여형 정신분열병과 함께 있는 조증, 혹은 혼합형 에피소드

4) 우리나라 장애인복지법에 의한 정신장애의 등급 기준

우리나라의 장애인복지법에서 제시한 정신장애인의 등급 기준 중에서 양극성 정동장애와 반복성 우울장애의 등급 기준을 다음과 같이 살펴보았다.

〈표 13-10〉 반복성 우울장애와 양극성 정동장애의 장애등급

장애등급	장 애 정 도
1급	2. 양극성 정동장애(조울병)로 기분・의욕・행동 및 사고의 장애 증상이 심한 증상기(症狀期)가 지속되거나 자주 반복되며, 기능 및 능력 장애로 인하여 주위의 전적인 도움이 없이는 일상생활을 해나가는 것이 거의 불가능한 사람
	3. 반복성 우울장애로 정신병적 증상이 동반되고, 기분・의욕 및 행동 등에 대한 우울증상이 심한 증상기가 지속되거나 자주 반복되며, 기능 및 능력 장애로 인하여 주위의 전적인 도움이 없이는 일상생활을 해나가는 것이 거의 불가능한 사람
2급	2. 양극성 정동장애(조울병)로 기분・의욕・행동 및 사고의 장애 증상이 있는 증상기가 지속되거나 자주 반복되며, 기능 및 능력 장애로 인하여 주위의 많은 도움이 없으면 일상생활을 해나가기 어려운 사람
	3. 만성적인 반복성 우울장애로 망상 등 정신병적 증상이 동반되고, 기분・의욕 및 행동 등에 대한 우울증상이 있는 증상기가 지속되거나 자주 반복되며, 기능 및 능력 장애로 인하여 주위의 많은 도움이 없으면 일상생활을 해나가기 어려운 사람
3급	2. 양극성 정동장애(조울병)로 기분・의욕・행동 및 사고의 장애 증상이 현저하지 아니하지만, 증상기가 지속되거나 자주 반복되는 경우로서 기능 및 능력 장애로 인하여 일상생활이나 사회생활을 해나가기 위한 기능 수행에 제한을 받아 간헐적으로 도움이 필요한 사람
	3. 반복성 우울장애로 기분・의욕・행동 등에 대한 우울증상이 있는 증상기가 지속되거나 자주 반복되는 경우로서 기능 및 능력 장애로 인하여 일상생활이나 사회생활을 해나가기 위한 기능 수행에 제한을 받아 간헐적으로 도움이 필요한 사람

출처 : 보건복지가족부, 2008 장애인의 장애등급표.

3. 기분장애의 원인과 유병률

기분장애를 일으키는 것으로 알려진 원인들에는 생물학적 원인, 유전적 요인, 사회심리학적 요인 등이 있고, 상호복합적으로 작용하여 발병을 유발한다고 볼 수 있으며, 신체질환이나 약물에 의해서 유발될 수도 있다. 주요 우울장애와 양극성장애의 원인은 거의 유사하기 때문에 여기서는 전체적으로 기분장애의 원인을 간략하게 살펴보았다.

1) 생물학적 원인

뇌를 포함한 중추신경계와 말초신경계 모두에서 신경과 신경 사이의 자극을 전달해 주는 신경전달물질이 있다. 그리고 기분장애를 일으키는 것으로 알려진 신경전달물질에는 노르에피네프린(norepinephrine), 세로토닌(serotonin), 도파민(dopamine) 등이 있다.

(1) 노르에피네프린

어떤 형태의 우울증에서 중추신경계의 노르에피네프린이 감소되어있으며 양극성장애에서는 주요 우울증에서보다 노르에피네프린이 더욱 감소되어 있는 것으로 알려져 있다.

(2) 세로토닌

세로토닌의 대사물질이 우울증을 앓고 있는 사람에게서 감소되어 있다는 보고가 있으며, 우울증을 앓고 있는 사람과 자살을 한 사람의 사후 뇌 조직 검사에서 세로토닌의 농도가 감소되어 있다는 증거가 있다.

(3) 도파민

우울증에서 도파민의 활성도가 감소되며, 조증에서는 증가되는 것으로 알려져 있다

그 외에도 GABA(감마아미노 부티르산), 신경 펩타이드 등의 신경전달물질에 대한 연구와 부신피질 호르몬, 갑상선 호르몬, 성장 호르몬, 멜라토닌(melatonin) 등 신경내분비에 대한 연구, 해부학적인 연구, 신경생리학의 연구 등이 활발하게 이루어지고 있다.

2) 유전적 요인

기분장애의 빈도가 가족과 친척에서 더 많다. 특히 양극성장애의 경우 그 발생에 유전인자가 중요한 원인이 되고 있는 것으로 알려져 있다.

양극성 Ⅰ형 장애를 가진 사람의 1차 가족 중에서 양극성 Ⅰ형 장애가 출현하는 경우는 일반 인구에서의 출현 인구보다 약 8~18배 더 많고, 주요 우울장애가 출현하는 경우는 2~10배 많다. 또한 주요 우울장애를 가진 사람의 1차 가족 중에서 일반 인구보다 주요 우울장애가 2~3배, 양극성 Ⅰ형 장애는 1.5~2.5배 많은 것으로 보고되고 있다.

또한 지금까지의 유전자 연구에서 염색체 5번, 11번 및 X 염색체가 기분장애와 관련이 있을 것이라는 주장이 있다.

3) 사회심리학적 원인

(1) 환경요인 및 생활사적 사건

환경으로부터의 스트레스가 기분장애를 처음 일으키는 과정에서

중요한 역할을 할 수 있다. 즉 오랫동안 지속적인 스트레스를 받으며 생활을 하는 경우 이러한 스트레스가 뇌의 생물학적인 상태에 변화를 일으켜 결국에는 신경전달물질 등에 변화를 가져온다는 것이다. 한편, 특정사건이 기분장애를 야기한다는 연구결과도 제시되고 있다. 즉, 죽음이나 상실과 같은 경험, 바람직하지 않은 사건이 기분장애와 연관된다고 본다. 그 예로서는, 11세 이전 부모의 상실, 배우자의 상실, 죽음, 이별, 실패, 실망, 중요한 사람과의 논쟁이나 불화 등이 있다.

또한 병적 성격이 내성적이고 조심성이 많고, 의존적이거나 강박적, 히스테리성 성격이거나 낮은 자존감과 부정적이며, 심한 자기비판을 하는 경향이 있는 사람에게서 기분장애가 많이 발병한다고 알려져 있다.

(2) 정신분석 및 정신역동학적 관점의 요인

Freud는 사랑하는 사람이 사망했을 때 애도 과정을 통해 죽은 이에게 투사된 리비도가 새로운 애정의 대상에게 향하도록 해방된다고 보았다. 즉, 상실 후에 생기는 명백한 죄책감, 그리고 상실에 대한 분노, 무력감 또는 고립무원감 같은 반응, 그리고 결국 자신에게로 향하게 된 적개심 등을 극복하지 못하게 된 것이 우울증의 원인적 요인이라고 본다. 조증은 여러 요인으로 발생한 우울증에 대한 부정(denial)의 방어기제가 작용하여 나타난다고 보았다.

(3) 인지이론

Beck의 인지이론에 의하면 부정적 생활경험, 부정적 자기평가, 세계에 대한 비관주의적 인식, 무력감 등 자신과 환경에 대해 잘못된 부정적 해석을 하는 인지장애가 우울증의 원인이라 본다.

4) 유병률

기분장애의 평생 유병률은 2 ~ 25%로 다양하게 보고되고 있다. 그중에서 주요 우울장애의 성인 평생유병률은 15%이나, 여자의 경우 25%로 높게 나타났으며, 그 이유는 호르몬의 차이, 출산경험, 정신사회적 스트레스, 학습된 무력감 등의 차이 등으로 추정된다. 양극성 Ⅰ형 장애는 남녀 모두 1%의 유병률을 나타내고, 양극성 Ⅱ형 장애는 0.5%의 유병률을 나타내 보인다. 연령별 유병률을 살펴보면, 양극성 Ⅰ형은 30대가 가장 많이 발병하고, 주요 우울장애는 40대에 가장 많이 발병한다. 한번 발병한 사람의 50 ~ 60%가 대개 3 ~ 6년의 간격을 두고 재발하는 경향이 높다.

4. 기분장애의 특성

기분장애는 기본적으로 우울증(depression)과 조증(mania)이 그 기저에 있다. 즉, 외적 자극이나 여건과 관계없이 자신의 내적인 요인에 의해서 상당기간 우울하거나 들뜨는 기분이 주가 되는 정신장애를 말한다. 따라서 여기에서는 우울증의 특성과 조증의 특성으로 나누어 살펴보았다.

1) 우울증의 특성

(1) 정서적 특성

우울증은 일차적으로 기분의 장애이다. 기분(mood)은 지속적인 정서 상태를 뜻하며, 일시적인 감정 상태와는 구별된다. 즉 우울증은 우울한 기분이 지속되는 상태를 뜻한다. 구체적으로 우울한 기분은 슬픔을 비롯하여 좌절감, 불행감, 죄책감, 공허감, 고독감, 무가치감, 허무감, 절망감 등 불쾌하고 고통스러운 정서 상태를 의미한다. 우울증의 핵심 정서는 슬픔이다. 슬픔과 상실감으로 인해 서럽고 침체된 기분이 지속되며 눈물을 흘리며 울기도 한다. 아울러 실패와 관련된 좌절감으로 괴로워하며, 때로는 자신의 잘못에 대한 죄책감과 자책감에 시달릴 수도 있다.

우울한 기분이 극도로 심한 경우에는 무표정하고 무감각한 정서 상태로 나타날 수도 있다. 이러한 우울한 기분과 더불어 삶에 대한 동기와 욕구가 저하되어 흥미와 즐거움이 없어져 매사가 재미없고 무의미하게 느껴지며, 생활도 침체되고 위축된다.

(2) 인지적 특성

우울증 상태에서는 부정적이고 비관적인 생각이 증폭된다. 우울한 사람은 극히 약한 자존감을 보인다. 우선 자신이 무능하고 열등하며 무가치한 존재로 여겨지는 자기비하적인 생각을 떨치기 어렵다. 또한 타인과 세상은 비정하고 적대적이며 냉혹하다고 생각된다. 따라서 산다는 것이 참으로 힘겹고 버거운 일로 여겨지며 미래가 비관적이고 절망적으로 보인다. 아울러 인생에 대한 허무주의적 생각이 증가되어 죽음과 자살에 대한 생각을 자주 하는 경향이 있다.

아울러 인지적 기능에도 여러 가지 변화가 나타난다. 망상에 시달리고, 평소와 달리 주의집중이 잘 되지 않고 기억력이 저하되고, 판단에 어려움을 겪게 되어 어떤 일에 결정을 내리지 못하고 우유부단한 모습을 보이게 된다. 이러한 사고력의 저하로 인해 자신의 능력을 발휘하지 못하고 학업이나 직업활동에 어려움을 겪게 된다.

(3) 행동적 특성

우울한 사람은 어떤 일을 시작하는 데에 어려움을 겪어 해야 할 일을 자꾸 미루고 지연시키는 일이 반복된다. 또한 활력과 생기가 저하되어 아침에 잘 일어나지 못하고 쉽게 지치며 자주 피곤함을 느끼게 된다. 즐거운 활동에도 흥미를 잃고 긍정적 보상에 주의를 기울이지 못하기 때문에 사회적 활동을 회피하여 위축된 생활을 하게 된다.

우울한 사람들은 흔히 수면에 어려움을 느끼는데, 흔히 불면증이 나타나서 거의 매일 잠을 이루지 못하거나 수면 중에 자주 깨어나게 된다. 때로는 반대로 과다수면증이 나타나 평소보다 훨씬 많은 시간을 자거나 졸음을 자주 느끼고 아침에 일어나지 못하는 경우도 있다.

행동과 사고도 느려지고 활기가 감소하여 행동도 둔하고 느려지게 된다. 따라서 일을 신속하게 처리하지 못하고 지연시키며 활동량이 현저하게 감소한다. 때로는 초조하고 불안해하는 등 불안정한 행동을 나타내기도 한다. 심한 경우에는 자학적인 행동이나 자살시도 등을 할 수 있다.

(4) 신체 · 생리적 특성

식욕과 체중에 변화가 나타날 수 있다. 흔히 식욕이 저하되어 체중이 현저하게 감소하는 경우가 많다. 이와 반대로 식욕이 증가하여 갑자기 살이 찌는 경우도 있다. 또한 이들은 피곤함을 많이 느끼고 활력이 저하되며, 성적인 욕구나 성에 대한 흥미가 감소한다. 소화불량이나 두통과 같은 신체적 증상을 나타내고 이러한 증상에 집착하는 경우도 있다. 면역력이 저하되어 감기와 같은 전염성 질환에 약하고, 한번 걸리면 오래 간다.

2) 조증의 특성

(1) 정서적 특성

부적절하게 들뜨는 기분(쉽게 흥분)과 부적절하게 민감한 반응(불안정한 감정)을 보인다.

(2) 신체적 특성

심한 불면 즉, 수면에 대한 욕구가 줄어들고 피로를 잘 느끼지 못한다.

(3) 인지적 특성

자신의 능력을 과대평가하고 세상과 자신의 미래를 지나치게 낙관적으로 보며 자기 행동의 부정적 결과를 과소평가한다. 사고의 비약 즉, 사고가 빨리 진행되고, 한 주제에서 다른 주제로 사고가 신속하게 바뀐다. 불필요한 자극에 쉽게 주위가 산만해지고, 논리의 비약이 심하며, 판단력에 장애를 보인다. 또한 과대망상과 환각 등을 경험한다.

(4) 동기 및 행동적 특성

자신의 능력을 벗어난 과도한 계획을 하고 활동들에 집착하는 등 목표지향적인 활동이 매우 증가하며, 말과 행동이 많아진다.

5. 기분장애의 치료와 예후

1) 일반적 치료

(1) 우울증

-, 외래 통원치료는 계획된 스케줄에 따라 이루어져야 하며, 더 심해져서 정신 운동지체가 심하여 직장업무수행이 곤란한 상태가 되면 입원이 가장 중요한 대안이다.

-, 우울증을 앓고 있는 사람의 식사는 충분한 영양과 수분 공급

이 필요하며, 회복기 때 자살의 위험이 더 높아지므로 잘 관리 · 감독하여야 한다.

(2) 조증

-, 입원은 자살 또는 살인의 위험이 있을 때, 식사를 소홀히 할 때, 안전을 도모하지 못할 때, 급성 증상 악화가 있을 때 지지체계가 미약할 때 좋은 방법이 된다.

2) 약물치료

(1) 우울증

-, 주요 우울장애에서는 약물치료만으로도 70% 이상의 경우에서 효과적이다.
-, 부작용이나 약물에 반응하지 않을 경우, 과거 효과 있었던 경우와 부작용을 고려하여 약물을 선택하고, 망상을 비롯한 정신병적 상태에서는 항정신병 약물을 병용할 수 있다.

(2) 조증

-, 항정신병 약물이 효과적이다. 특히 Lithium은 조증 내지 양극성장애에 선택적이며, 단극성 기분(정동)장애나 양극성장애 모두에서 예방의 효과가 있다.

3) 정신치료

(1) 우울증

-, 정신분석적 정신치료: 정신치료적 면담에서 우울증의 경우 전통적인 방법보다는 다소 변형된 방법으로 임해야 하며, 치료자가 다소 능동적이며, 지도적이고, 인지 가능한 목표를 정

하며, 치료 기간을 짧게 잡는 것이 좋으며, 유연하고, 요구하지 않는 태도로 동시에 적극적으로 해석하는 접근 방식이 좋다.

-, 인지치료(cognitive therapy) : 자신과 세계에 대한 부정적인 태도를 버리고 대신 유연성 있고, 긍정적인 적극적 내지 긍정적 사고방식을 가지며 새로운 인식과 행동반응을 연습하는 것이며, 약물치료와 병용하면 효과가 더 좋다.

-, 가족치료 : 결혼생활이나 가족기능에 위협이 있을 때, 또는 가족생활이 우울증을 악화시킬 때 시도된다.

(2) 조증

경조증이나 조증의 정신치료는 어려우며, 조증이나 경조증 증상이 우울증상으로 전환됨이 바람직하다고 알려져 있다. 양극성장애에 대한 정신치료의 목적은 우울증이나 과잉행동에 의지하지 않고 이별이나 고독감에 직면할 수 있는 정도에 이르게 하는 데 있고 필요하면 가족치료도 시도할 수 있다.

4) 기타치료

(1) 전기 경련 치료(ECT)

심한 우울증에 대하여 매우 중요한 치료수단이며, 병세가 심하고, 망상적인 경우 약물치료보다 치료 효과가 좋고, 자살위험이 있는 경우에도 첫 치료시도로써 고려해볼 수 있다. 항우울제에 반응하지 않는 경우, 약물을 견디지 못하는 경우, 즉각적인 효과가 필요할 때 시도된다.

(2) 기타

-, 수면조작 : 전통적인 치료에 반응이 없는 우울증에 효과가 있

는 경우가 있다.

-, 광선치료: 계절성 정동장애는 일광과 관계가 있다고 하여 몇 시간 동안 밝은 인공광선을 조사하면 신속하게 좋아진다는 연구가 있다.

일상생활에서 우울증을 극복하는 방법

-, 말없이 참지 말아야 한다. : 우울한 사람들은 자신의 감정을 누군가에게 말하는 것이 더 나은 삶을 위해 해야 하는 첫째 일이다. 전문가나 부모, 친척, 친구, 이웃, 성직자 등 누구라도 자신이 편하다고 느끼는 누군가에게 최대한 도움을 구해야 한다.
-, 스트레스를 줄인다. : 스트레스가 쌓였을 때는 좀 기분이 나아질 때까지 큰 결정사항이나 일에 대해 잠시 유보한다. 그리고 규칙적인 생활과 활동을 하고, 균형 잡힌 식습관을 갖고 운동을 한다면, 정서적인 저항력도 강해질 것이다.
-, 가벼운 소설이나 잡지를 읽는다. : 기분이 우울하고 머리가 복잡할 때는 기술서적이나 복잡하고 어려운 책보다는 가벼운 소설이나 잡지를 읽으며 기분을 전환하는 것이 좋다.
-, 잠이 안 오면 억지로 잠을 청하지 말고 산책을 한다. : 우울증이 있으면 밤에 잠을 잘 못자거나 또는 잠을 자도 새벽에 깨는 일로 인해 괴로움을 많이 겪는다. 하지만 억지로 잠을 청하려고 하면 그 자체가 스트레스가 된다. 잠이 안 오면 억지로 잠을 청하지 말고 잠이 올 때까지 산책을 하거나 무언가 다른 일에 몰두하도록 한다.
-, 오랜 기간 집에 혼자 있는 것을 피한다. : 집에 혼자 있게 되면 우울한 기분이 더욱 심해질 것이다. 친구나 애인 또는 모임에 나가 이야기도 나누고 어울리면 기분이 훨씬 좋아진다.
-, 즐거운 생각을 한다. : 울증이 있는 사람들은 대부분 부정적인 생각에 빠져 있는 것을 볼 수 있다. 부정적인 생각은 모든 일에 흥미를 떨어뜨리고, 자신을 무가치한 사람으로 여기게 된다. 이러한 생각을 없애려는 노력과 더불어 자신이 할 수 있는 즐거운 생각을 하도록 한다.

5) 예후

기분장애의 예후는 대체로 정신분열병보다 양호하나 장기간 장애와 그로 인한 재발의 경향이 크다는 것이 가장 심각한 문제이다.

주요 우울장애는 양극성장애에 비해 비교적 예후가 좋다. 우울증은 치료하지 않으면 주요 우울장애의 삽화 기간은 6~13개월이나, 치료하면 3개월 정도로 짧아진다. 나이가 많아짐에 따라 우울증의 기간은 길어지는 경향이 있다. 주의해야 할 문제는 자살위험이 심각하다는 것이다. 주요 우울장애는 발병 시기가 어릴수록 예후가 더 좋지 않다.

양극성의 경우 대개 우울증으로 장애가 시작된다. 치료하지 않은 상태에서 조증의 기간은 약 3개월이며 삽화간 간격은 병이 진행될수록 짧아져서 대개 6~9개월이다. 조증은 대개 빠르게 발병하여 수일 내지 수개월 지속된다. 병전 직업적 기능이 나쁠 때, 알코올 의존이 있을 때, 정신병적 양상이 있을 때, 남자일 때 예후가 나쁘다. 조증 삽화가 짧을 때, 다른 정신과적 문제가 없을 때 예후가 좋다.

CHAPTER 14

알코올 사용 장애

일반적으로 허용되는 양 이상의 음주를 하여 개인의 건강이나 사회적 · 직업적 기능에 장애가 있음에도 불구하고 음주를 계속하는 경우를 알코올 중독 또는 알코올 사용 장애라 하며, 알코올 남용과 알코올 의존을 포함한 개념이다. 먼저 알코올 의존은 신체적 의존과 심리적 의존으로 나누어 살펴볼 수 있다. 신체적 의존은 신체적으로 형성된 알코올의 금단증상을 피하기 위해 알코올을 계속 사용하게 되는 상태를 말하고, 심리적 의존은 알코올을 계속 사용함으로써 긴장과 감정적 불편을 해소하려는 현상을 말한다. 또한 알코올 남용은 사회적 또는 직업상의 기능장애를 초래하는 알코올의 병적인 사용 즉 사회적 음주와는 상관없이 알코올을 지속적으로 빈번히 마시는 것을 말한다.

지금까지 알코올 사용 장애는 자신의 의지력 부족이나 현실 도피적인 또는 의존적인 성격을 가져서 생긴다고 잘못 알고 있는 경우가 많았다. 그러나 알코올 사용 장애는 다른 의학적인 질병과 마찬가지로 원인, 증상, 경과, 치료 등의 요소를 다 갖고 있는 하나의 병으로서 생각하고 치료적인 접근을 해야 한다.

우리나라에서는 술에 대한 관대한 사회문화를 가지고 있어서 알코올에 대한 기준이 관대한 편이다. 따라서 알코올 사용 장애의 심각성에 비해서 그 위험성이 인지되지 않고 있는 경우가 많다. 현재 우리나라의 장애인복지법에서는 알코올 사용 장애를 장애로 규정하고 있지 않으나 정신보건법 제3조 1항에서는 '정신질환자라 함은 정신병(기질적 정신병을 포함한다) · 인격장애 · 알코올 및 약물중독, 기타 비정신병적 정신장애를 가진 자를 말한다.'고 규정하고 있어, 알코올 사용 장애를 정신질환에 포함시키고 있다. 따라서 알코올 사용 장애는 전문적인 치료가 필요한 심각한 정신장애라는 것을 잘 알 수 있다.

여기에서는 알코올 의존과 알코올 남용을 포함한 개념인 알코올 사용 장애(Alcohol use disorders)를 알코올 중독(alcoholism)과 혼용하여 전반적으로 살펴보았다(김규수, 1999 ; 김혜련 외, 2001 ; 나동석 외, 2008 ; 대한신경정신의학회, 2005 ; 민성길 외, 2006 ; 이근후 외, 1997 ; 이정균 외, 2000 ; Howard & Clinebell, 1978).

1. 알코올 사용 장애의 개념

알코올 사용 장애 또는 알코올 중독에 대한 정의는 국가나 사회의 문화에 따라 다소 다르게 정의되지만, 일반적으로 사회에서 허용되는 영양적 또는 사회적 용도 이상의 주류를 과량으로 계속해서 마심으로써 신체적, 정신적 및 사회적 기능을 해치는 만성적 행동장애이며, 생물학적, 정신적 및 사회적 여러 원인에 의해, 또는 스트레스에 의해 음주가 시작되고 음주빈도가 증가하게 되면 남용에 이르고 의존이 생겨 생물학적, 정신적 및 사회적 여러 가지 후유증이 나타나며 이 후유증은 또한 스트레스가 되어 음주를 반복시켜 사태를 악화시키는 악순환이 거듭된다.

미국정신의학회에서는 알코올 사용 장애를 알코올 남용(alcohol abuse)과 알코올 의존(alcohol dependence)으로 나누어서 정의하고 있으며,

그 내용은 다음과 같다.

알코올 남용은 알코올 의존보다는 경미한 상태이다. 신체적 혹은 심리적인 금단증상은 보이지 않으나 술로 인해 전반적인 생활을 정상적으로 꾸려나가지 못하고, 신체적 · 심리적 · 사회적인 문제를 유발할 정도로 과도하고 빈번하게 술을 마시는 경우를 말한다. 이러한 경우에도 적절한 정신과적인 치료가 필요하며, 조기에 개입할수록 알코올 의존으로의 이행을 막고 건강한 생활을 할 수 있게 된다.

알코올 의존은 생리적인 의존과 심리적인 의존으로 나타난다. 특히, 생리적 의존의 경우 내성의 증가와 금단증상으로 나타난다. 알코올 금단의 경우 장기간 동안 많은 양의 음주를 하다가 알코올의 양을 경감하고 12시간 이상 경과한 후 금단증상이 나타나는 것이 특징이다. 알코올 금단이 불쾌하고 강렬하기 때문에 알코올 의존 상태에 있는 사람들은 흔히 금단증상을 피하거나 없애기 위해 지속적으로 알코올을 섭취하게 된다. 알코올 의존의 경우 개인적인 노력으로는 극복하기 어렵기 때문에 반드시 정신과 및 내과적인 치료를 동반하여야 한다.

1) 알코올 사용 장애의 다양한 정의

(1) 미국의학협회(American Medical Association, 1977)

지속적이고 과다한 음주와 직접적으로 관련된 상당한 기능장애가 특징적으로 나타나는 질병이다. 그 기능장애란 생리적, 심리적 및 사회적 기능장애를 말한다. Alcoholism은 전형적으로 정신기능, 신체적 건강, 환경에의 적응에 장애를 가져오는 약물 의존의 한 형태이며, 음주에 편향된 특징을 가진 질환으로서 음주가 시작되면 대부분 중독 상태가 되어야 끝나며, 만성적 · 진행적으로 재발되는 특징을 가지며 또한 지속적이고 과다한 음주 때문에 전형적인 신체장애, 정동장애, 직업 장애, 사회부적응 등이 수반되는 특징을 가진다고 정의하고 있다.

(2) 미국 알코올중독협회(NCA, National Council on Alcoholism)

만성적, 진행성 그리고 잠재적으로 치명적인 질환이며, 특징적으로 내성, 신체적 의존 및 신체기관의 병적인 변화가 발현되는 상태를 말한다.

(3) WHO

Alcohol dependence syndrome(ADS)의 개념을 채택하여 ICD-9에 반영시켰는데 이는 지속적, 주기적으로 술을 마시려는 강박행동이 기본양상으로 되어 있으며, 전통적인 음주습관의 범위를 넘거나 혹은 그 사회에서 인정하는 범위보다 지나치게 많이 음주하고 사회와 가정에 이상을 초래하는 경우를 알코올 중독으로 정의하고 있다.

(4) 미국정신의학회(American Psychiatric Association)

DSM-Ⅲ에서부터 알코올리즘이라는 용어 대신 알코올 남용과 알코올 의존을 사용했으며, DSM-Ⅲ-R에서는 이들 모두 정신활성물질 사용 장애에 포함시켰고, DSM-Ⅳ에서는 개인적 건강의 손상과 사회적 기능의 장애를 강조하고, 알코올 관련 장애를 알코올 남용과 알코올 의존을 포함한 개념인 알코올 사용 장애와 알코올 유도성 장애로 구분하고 있다.

대부분의 개념들은 대체로 WHO의 알코올 의존 증후군(ADS)의 개념을 기초로 하고, 더 나아가 생물학적, 사회적, 행동 이론적, 다차원적 관점의 핵심의존증후군(core dependence syndrome)의 개념을 도입하고 있다. 즉 생리적 및 환경적 자극에 의해 음주가 시작되고 지속되며, 이것이 탐닉 행동을 유지시키고, 이렇게 학습된 행동이 지속되는 동안 핵심 의존 증상들이 형성된다. 그 중요 양상은 "알코올 섭취에 대한 통제력의 상실"이라는 것이다. 즉, 여러 원인에 의해, 또는 스트레스에 의해 음주가 시작되고 증가하게 되면 남용에 이르고, 의존이 생겨 여러 가지 후유증이 나타나며, 이 후유증은 또한 스트레스가 되어 음주를 반복시켜 사태를 악화시키는 악순환이 거듭된다는 것이다.

이러한 정의들을 종합해 볼 때 알코올 사용 장애란 음주 조절 능력의 상실, 술에 대한 심리적 · 신체적 의존, 음주로 인한 심각한 문제가 특징인 만성적인 의학적 질병이라고 정의할 수 있겠다.

2) 알코올 사용 장애에 관련된 용어의 정의

알코올 사용 장애에 대한 보나 정확한 개념 정의를 위해서 다음과 같은 알코올 사용 장애에 대한 용어들을 살펴보아야 한다.

- **중독**(탐닉, addiction): 심리적 의존이 있어 계속 알코올을 찾는 행동을 하고, 신체적 의존이 있어 음주를 중단하지 못하며, 결국 신체적 · 정신적 건강을 해치게 되는 상태를 말한다.
- **습관성**(habituation): 알코올을 계속 사용함으로써 긴장과 감정적 불편을 해소하려는 것을 말한다.
- **내성**(tolerance): 알코올을 사용한 효과가 점차로 감소하거나, 같은 효과를 얻기 위해 점차 음주량을 증가시켜야 하는 상태를 말한다.
- **금단증상**(withdrawal or abstinence syndrome): 알코올의 사용을 중단하거나, 음주량을 줄였을 때 나타나는 증상을 말한다. 주

로 자율신경계의 기능항진(발한, 또는 맥박수가 100회 이상 증가), 손떨림, 불면증, 헛구역질 및 구토, 일시적인 환각(환시, 환청, 환촉) 또는 착각, 정신운동성 초조증, 불안, 간질 등의 증상이 수반된다.

- **신체적 의존(physical dependence)**: 음주가 지속되면서 알코올과 유기체 간의 상호작용의 결과로 나타나는 생리적으로 변화된 상태를 말한다. 즉, 신체적으로 형성된 알코올의 금단증상을 피하기 위해 알코올을 계속해서 사용하게 되는 상태를 말한다. 같은 만족을 얻는데 점점 더 많은 양의 알코올이 필요하다.
- **심리적 의존(psychological dependence)**: 습관성(habituation)과 유사한 개념으로 알코올을 계속 사용함으로써 긴장과 감정적 불편을 해소하려는 것을 말한다. 알코올을 섭취해야만 만족을 느끼고, 점점 더, 자주, 많은 양의 알코올을 필요로 하게 되는 정신적 의존 상태를 말한다.
- **남용(abuse)**: 사회적 또는 직업상의 기능장애를 초래하는 알코올의 병적 사용(병적인 음주)을 말하며, 사회적 음주와는 상관없이 알코올을 지속적으로 또는 빈번히 사용하는 것을 말한다.
- **갈망(craving: 심한 음주 욕구)**: 술을 마시고 싶은 강한 충동적 바람을 말한다.
- **자기 조절 능력 상실(loss of control)**: 한 번 마시기 시작하면 술 마시기를 멈출 수가 없고 취한 후의 언행이 조절이 안 되는 상태를 말한다.

2. 알코올 사용 장애의 진단기준과 유형

알코올 사용 장애는 하나의 단일한 질환으로 보기 어렵고, 증상만으로 규정할 수 없으며, 인격장애의 면, 사회문화적인 면 등 다원적인 이해가 따라야 하는 일종의 증후군이다. 알코올 사용 장애에 대하여 경계가 명확한 정의를 할 수는 없으나 알코올과 관련된 문제로 입원하는 경우, 진단을 통칭하여 알코올 사용 장애라고 하기도 하는데, 대개는 알코올 남용과 알코올 의존을 포함하여 알코올 사용 장애 또는 알코올 중독이라고 한다.

알코올 사용 장애에 대하여는 여러 가지의 진단기준이 있다. 그중에서 생물학적 혹은 생화학적인 지표는 아직 임상에서 밝혀진 것이 없어서, 현재는 알코올과 관련된 문제에 관한 선별검사나 다른 정신질환과 같은 진단기준(DSM 이나 ICD)이 알코올 사용 장애의 진단기준이 될 수밖에 없다.

선별검사로는 미국에서는 MAST(Michigan Alcoholism Screening Test)와 CAGE[1)]가 가장 많이 사용되며, 일본에서는 KAST(Kurijama Alcoholism Screening Test)가 대표적인 알코올 중독 선별검사이다. 최근 국내에서도 우리나라 문화 실정에 맞는 국립정신병원형 알코올 중독 선별검사 NAST(NMH's Alcoholism Screening Test)가 만들어져 이용되고 있다. 그리고 알코올 사용 장애를 가진 사람의 임상증상을 각각의 진단기준에 비교하여 진단하는 방법으로는 DSM-IV나 ICD-10 등의 진단방법이 있다.

---

1) Cut-down : 음주를 줄여야 한다고 결심한 적이 있는가?
Annoyed : 음주 문제에 대해 주의 사람들이 간섭하여 귀찮은가?
Guilt : 음주 문제 때문에 스스로 죄책감을 느끼곤 하는가?
Eye-opener : 아침에 일을 시작하기 전에 해장술을 마시는가?

1) DSM-IV에 의한 알코올 사용 장애의 진단기준

현재 우리나라에서는 DSM-IV의 진단기준이 가장 많이 사용되고 있으나, 실제로 미국정신의학회의 DSM-IV에서도 알코올 사용 장애를 술에 대한 내성, 금단 등의 생리적 변화, 술에 대한 조절력 상실이나 갈망, 술로 인한 사회적, 가정적, 직업적 장해, 술에 의해 유발된 신체질환 및 정신질환 여부 등을 기준으로 진단하도록 되어 있을 뿐 진단기준에 구체적인 음주량이나 빈도, 기간 등은 포함되어 있지 않다. DSM-IV에서는 알코올 관련 장애를 알코올 사용 장애와 알코올 유도성 장애로 구분하고, 알코올 사용 장애를 다시 알코올 남용과 알코올 의존으로 구분하고 있다.

여기에서는 DSM-IV의 알코올 사용 장애의 하위 진단기준인 알코올 남용과 알코올 의존을 살펴보았으며, 진단기준은 아래와 같다.

(1) DSM-IV에 의한 알코올 남용

〈표 14-1〉 DSM-IV에 의한 알코올 남용의 진단기준

A. 임상적으로 중요한 장애나 고통을 일으킬 수 있는 부적응적인 알코올 사용 양상을 보여주고, 지난 12개월 내에 다음 4개의 항목 중 1개 이상을 보여줄 경우
① 거듭되는 알코올 사용으로 인해서 직장, 학교 혹은 집에서의 주요 역할 임무를 수행할 수 없게 되는 경우(예를 들면 알코올 사용과 관련된 되풀이되는 결석 혹은 저조한 작업수행, 알코올과 관련되어진 결석, 정직, 정학 혹은 학교로부터의 제명, 아이 혹은 가족들에 대한 태만) ② 신체적으로 해가 되는 상황에서도 거듭된 알코올의 사용(예를 들면 알코올 사용에 의해 장애를 받을 때 운전을 하거나 기계를 조작함)하는 경우 ③ 알코올과 관련된 거듭된 법적 문제(예를 들면 알코올과 관련되어진 난폭한 행동으로 인한 체포) ④ 알코올의 영향들이 원인이 되거나 이로 인해 악화가 되는 계속적이거나 반복적인 사회적 혹은 대인관계의 문제들에도 불구하고 계속되는 알코올 사용(예를 들면 중독, 육체적 싸움, 결과에 대한 배우자와의 논쟁)
B. 위의 증상들이 알코올 의존의 진단기준에 해당되지 않을 때

(2) DSM-IV에 의한 알코올 의존

〈표 14-2〉 DSM-IV에 의한 알코올 의존의 진단기준

임상적으로 중요한 장애나 고통을 일으킬 수 있는 부적응적인 알코올 사용 양상을 보여주고, 지난 12개월 내에 다음 7개의 항목 중 3개 이상을 보여줄 경우
① 내성이 있다.
a. 중독이나 원하는 효과를 얻기 위해 아주 많은 양의 알코올이 요구된다. b. 동일 용량의 알코올을 계속 사용할 경우 효과가 현저히 감소한다.
② 금단증상이 있다.
a. 알코올의 특징적인 금단증상이 있다. b. 알코올이 금단증상을 완화시키거나 피할 수 있게 해 준다.
③ 원래 의도했던 것보다 알코올을 대량 사용하거나 또는 장기간 사용한다.
④ 알코올 사용을 중단하려고 계속 노력하지만 뜻대로 안 된다.
⑤ 알코올을 구하기 위해 많은 시간을 보낸다. 여러 의사들을 찾게 되고, 알코올을 구하러 장거리 운전을 하고, 음주 또는 알코올의 효과를 다시 얻기 위해 많은 시간을 보낸다.
⑥ 알코올의 사용 때문에 중요한 사회적, 직업적 및 여가활동을 포기하거나 감소하게 된다.
⑦ 알코올에 의해 신체적 혹은 심리적 문제(위궤양, 대인관계 등)가 악화되는 줄 알면서도 음주를 계속 하는 경우

2) 한국형 알코올 중독 선별검사(NAST)

다음은 1990년 국립 서울정신병원에서 개발한 한국형 알코올 중독의 진단을 위한 설문지형 검사법이다.

〈표 14-3〉 한국형 알코올 중독 선별검사

최근 6개월 동안 당신의 생활에서 해당되는 사항에 ○표 하시오.
① 자기연민에 잘 빠지며, 이를 술이나 약으로 해결하려 한다.
② 혼자 술 마시는 것을 좋아한다.
③ 술 마신 다음날 해장술을 마신다.
④ 취기가 오르면 술을 계속 마시고 싶은 생각이 지배적이다.
⑤ 술을 마시고 싶은 충동이 일어나면 거의 참을 수 없다.
⑥ 최근에 6개월 동안 2번 이상 취중의 일을 기억하지 못하는 경우가 있다.
⑦ 대인관계나 사회생활에 술이 해로웠다고 느낀다.
⑧ 술로 인해 직업기능에 상당한 손상이 있다.
⑨ 술로 인해 배우자나 보호자가 나를 떠났거나 떠난다고 위협한다.
⑩ 술이 깨면 진땀, 손 떨림, 불안이나 좌절 혹은 불면을 경험한다.
⑪ 술이 깨면서 공포나 몸이 심하게 떨리는 것을 경험하거나 혹은 헛것을 보거나 헛소리를 들은 적이 있다.
⑫ 술로 인해 생긴 문제(골절, 창상 등)로 치료받은 적이 있다.
위에 제시한 12개 질문에서 3개 이상 해당되는 경우에는 알코올 중독일 가능성이 높고, 4개 이상 해당되는 경우에는 알코올 중독 상태이므로 전문의와 상의해야 한다. 특히 불안이나 공포 등 금단증상을 나타내는 11번이나 12번 문항에 해당되는 사람은 다른 문항의 결과에 관계없이 알코올 중독으로 진단하는 것이 좋다.

3) JOHN HOPKINS 의과대학의 알코올 중독 측정

(1) 당신은 다음날 아침에도 또 술을 마셔야 합니까?

(2) 당신은 혼자 마시는 것을 좋아합니까?

(3) 당신은 음주 때문에 직장에서의 시간도 빼앗겼습니까?

(4) 음주가 당신의 가족에게 어떻게 해서든지 방해를 줍니까?

(5) 당신은 매일 정한 시간에 술을 마십니까?

(6) 당신은 계속해서 술을 마시지 않으면 심리적 불안을 느낍니까?

(7) 음주는 당신을 흥분시킵니까?

(8) 당신의 음주가 가족에 대한 안전을 무관심하게 만듭니까?
(9) 음주가 당신의 성격을 바꾼다고 생각합니까?
(10) 술이 육체적 권태를 낳습니까?
(11) 술이 당신을 불안하게 합니까?
(12) 술이 당신을 잠이 오지 않게 합니까?
(13) 술이 당신을 충동적으로 만듭니까?
(14) 술을 마시면 당신은 자제심을 잃습니까?
(15) 음주 이후에 당신의 야망이 줄어들었습니까?
(16) 당신의 창의성이 음주 후 현격히 줄어들었습니까?
(17) 음주 후 당신의 목적을 추구하는 인내성이 없어졌습니까?
(18) 사회적 안정을 얻으려고 음주를 합니까?
(19) 음주를 자기 격려를 위해서 합니까?
(20) 부적합한 감정을 없애려고 음주를 합니까?
(21) 성적(性的) 능력이 음주 후 삼소합니까?
(22) 당신은 음주 후 강한 증오나 권태 같은 것이 보입니까?
(23) 일반적으로 음주 후 자기 마음이 커집니까?
(24) 당신은 음주 후 우울증이 나타납니까?
(25) 당신의 능력이 음주 후 줄어듭니까?
(26) 음주 후에 더욱 예민하게 됩니까?
(27) 음주를 시작한 후로 지내기가 어려워졌습니까?
(28) 음주 후 당신은 더욱 열등감에 빠집니까?
(29) 음주가 당신의 건강을 위태롭게 합니까?
(30) 음주가 당신의 마음을 평온하게 합니까?
(31) 음주가 당신의 가정생활을 불행하게 합니까?
(32) 음주가 당신의 직업, 사업을 망칩니까?
(33) 음주가 당신의 명예에 먹칠을 합니까?

위의 질문에 한 가지를 "예"라고 대답했으면 알코올 상습자가 될 경고임을 의미하고, 만일 두 가지를 "예"라고 대답했으면 알코올 상습자가 되었다는 표시이며, 세 가지를 "예"라고 대답했으면 틀림없이 알코올 상습 혹은 알코올 중독을 가진 사람이라고 말할 수 있다.

4) 알코올 중독의 유형

(1) Jellinek의 유형

알코올 중독의 의학적 모델 확립에 기여한 사람으로서, 그는 알코올 중독을 '어떤 종류의 알코올 음료를 마시든지 그 결과로서 개인 또는 사회 쌍방에 장애를 가져오는 것'이라고 정의내리고 심리적 · 신체적 취약성에 근거하여 4종류로 나누었다. α형은 신체적 의존 없이 심리적 의존이 일어나는 경우로 음주에 대한 통제능력 상실은 크지 않다. β형은 알코올에 의한 신체적 합병증이 주된 문제가 되는 경우이고, γ형은 가장 문제가 되는 것으로 심리적 및 신체적 취약성이 기반이 된다고 생각하며 음주 조절에 문제가 있다. δ형은 심리적 취약성이 두드러지지는 않고, 음주량 통제에도 큰 문제는 없다.

(2) Cloninger의 유형

알코올 의존은 크게 두 가지의 유형이 있다고 제시했다. 제 1형은 행동적 내지 심리적 의존이 주로 되는 형으로 환경의 영향을 많이 받으며, 제 2형은 유전적인 배경이 크며, 신체적 의존이 주로 되는 핵심적 알코올 의존이다. 제 2형은 반사회적 인격장애와 관련 있는 형으로 위험을 무시한 채 새로운 행동에 뛰어들며, 나쁜 일을 당해도 그런 행동을 그만두지 않는다.

3. 알코올 사용 장애의 원인과 유병률

1) 알코올 사용 장애의 원인

알코올 사용 장애는 명확한 원인은 밝혀지지 않았으며, 여러 요인이 복합적으로 작용한다. 여기에서는 크게 생물학적, 심리학적, 사회문화적 원인을 살펴보았다.

(1) 생물학적 원인

-, 알코올 사용 장애는 특정 가계에서 더 많이 존재하며 가족력이 있는 경우 병의 진행이나 경과가 더 심하고 사회적 기능도 떨어지며 음주로 인한 신체적 문제도 더 많다. 쌍생아 연구를 보면 일란성 쌍생아는 이란성 쌍생아보다 2배 이상의 유병률을 나타내는 것으로 보아 유전적 요인이 작용한다고 추정된다. 또한 양자 연구에서도 친부모가 주정 중독인 경우 최소 4배 이상의 알코올 사용 장애 유병률을 나타낸다. 또한 가족 내에 알코올 사용 장애를 가진 사람이 있었던 경우에는 조기 발병하고 심한 내과적 합병증이 동반되는 경우가 많으며, 반사회적이고, 치료의 예후도 불량하다.

-, 알코올에 관련된 여러 현상들 즉, 급격한 중추신경 억제, 내성, 의존 등은 일련의 생물학적 연속 관념에서 이해해야 한다. 알코올의 일차적 작용은 신경연접부 기능의 전반적인 억제이며, 금단 시에는 이차적인 보상반응으로서 중추신경계의 과잉흥분이 일어나는 것이다.

(2) 심리적 원인

-, 과거 술을 포함한 약물남용의 심리는 주로 어린 시절로의 퇴행(regression)과 유아기 때의 만족감으로 되돌아가려는 현상으로 설명하려 했다. 정신분석학적으로 구순기에 고착된 특성을 갖고 매사에 의존적이며 먹는 것에 만족을 취하려는 구순기형 인격이라고 표현하였다. 그렇지만 근래에는 심적 갈등에서 벗어나려는 적응노력의 관점으로서, 또 과거 지향적이 아닌 적극적인 반응으로 보려 하며, 자아기능과 자존심의 취약점에 관심을 갖고 있다.

-, 이들은 낮은 자존심과 누군가에 의해 보살핌을 받고자 하는 의존욕구가 강한 사람인데 현실에서 이를 보상받기는 어렵다. 이러한 이유로 불안과 분노, 죄책감이 생기는데 이러한 기분을 해결하기 위해 술을 찾는다고 한다. 술에 취한 상태에서는 힘을 가진 기분을 느껴보지만 술에서 깨어나면 현실은 더 비참하며 실망과 죄책감만이 가중되고 자신의 무가치감에 더욱 갈등을 느끼게 된다. 이러한 갈등을 해결하기 위해 다시 술을 찾게 되고, 그럼으로써 이러한 악순환은 반복되어 심리적 의존 상태에 이르고 결국은 신체적·생리적 변화를 초래하는 중독 상태에 이르게 되는 것이다.

-, 마음속에 간직하고 있는 적대감이 크면 클수록 죄책감은 더 가중된다. 이런 죄책감을 자학하면서 해결하려 하는데 이때 자학의 수단으로 술에 탐닉하게 된다는 것이다. 이러한 경향은 술을 통해서 자기를 파괴시키려는 욕구를 가중시키므로 다른 의미로 보면 만성적인 자살행동이라 할 수 있다.

-, 이들은 자기 조절 능력이 결여되어 있다. 자아(Ego) 발달 이상

으로 인해 자신의 행동조절에 어려움을 갖고 있으며, 자신의 감정 특히 분노나 화를 조절하는 힘이 약하다.

-, 학습이론의 관점으로서 음주로 불안이 해소되고, 행동이 자연스러워지고 이로서 주위로부터 격려나 확신을 받는다. 이는 술 마시는 행동을 더욱 강화시킴으로써 반복적으로 음주를 하게 된다. 또한 부모로부터 술 마시는 것을 보고 배우는 것도 적지 않다. 특히 남아에서 이 현상은 더욱 뚜렷하다. 사회적으로는 스트레스가 밀려올 때 이에 대한 적절한 대응책이 없다면 술에 의지하게 되고, 점점 술의 양과 횟수가 늘어나게 되어 신체의 의존도가 증가하게 된다.

(3) 사회문화적 요인

-, 알코올이 사회, 문화, 윤리 그리고 종교적 집단에 따라 다른 기능을 가지며, 알코올에 대한 태도를 극단적으로 허용적인 태도와 완전 금주 태도까지의 범주로 나누어진다는 것이다. Bales는 문화와 사회조직이 알코올 사용 장애의 발생에 영향을 미치는 세 가지 일반적인 방향을 첫째, 그 문화권 사람들의 내적 긴장과 적응에의 요구를 나타내는 정도, 둘째, 문화권에서의 음주에 대한 태도, 셋째, 음주 이외에 만족을 줄 수 있는 다른 적당한 방법을 그 문화가 제시할 수 있는 능력 등과 같이 제시하였다.

-, 알코올 관련 질환이 이혼, 별거, 미혼 상태나 지적 수준과 사회경제적 수준이 높을 때 그리고 기독교보다는 가톨릭 신자에서 발병률이 높다고 알려져 있다. 따라서 술 권하는 문화, 술에 대한 사회적, 종교적, 도덕적 관념, 술의 가격 등으로 인해 나타나는 것으로 추론할 수 있다.

-, 우리나라의 경우, 알코올 사용 장애의 유병률이 유난히 높은 이유는 사회문화적 요인에서 찾아볼 수 있다. 한국의 문화는 술에 대해서 유난히 관용적인 문화라고 할 수 있다. 특히 남자의 경우, 대부분의 만남에서 술을 마시고 또한 술을 잘 마시는 사람이 동료들로부터 호주가로 긍정적인 평가를 받게 된다. 심리적 긴장과 스트레스를 해소할 수 있는 배출 통로가 제한되어 있어 음주를 통해 이를 해소하는 경향이 강하며, 과음을 하고 실수나 폭행을 한 경우에는 비교적 관용적으로 수용되는 경향이 있다. 이처럼 술에 대해 관용적인 한국의 사회문화적 특성이 알코올 사용 장애의 유형률을 높이는 주요한 요인일 수 있다.

2) 알코올 사용 장애의 유병률

최근 연구에서 한국의 1인당 연간 알코올 소모량이 아주 높으며, 알코올 사용 장애의 빈도도 높은 것으로 나타나고 있다. 역학 연구에 의하면, 한국에서 대체로 알코올 남용이 12%, 알코올 의존이 10%, 전체 알코올 사용 장애의 평생 유병률은 22%로 매우 높으며, 남녀의 비는 95 : 5라 한다.

우리나라의 알코올 사용 장애가 적다는 인상을 준 것은 우리 사회의 음주습관에 대한 허용적인 태도에 기인한 것으로, 서구식 알코올 사용 장애의 진단기준을 적용하면 예상 외로 많은 수의 알코올 사용 장애 유병률을 보일 것이라 생각된다.

과음자 중 남자가 여자보다 2~5배로 많다. 직업적으로는 노동직, 술 생산 및 판매 종사자, 예술가, 의료인 등에 많고, 교육 수준이 높을 때 많다고 한다.

4. 알코올과 알코올 사용 장애의 특성

여기에서는 알코올과 알코올 사용 장애의 특성을 알코올이 미치는 영향과 알코올 사용 장애의 증상을 중심으로 살펴보았다.

1) 알코올이 미치는 영향

(1) 체내 흡수 과정

구강, 식도, 위, 소장에서 혈액 내로 직접 흡수된다. 술의 10%는 위에서 흡수되며, 나머지 90%는 소장에서 흡수된다. 위 내의 알코올 농도가 지나치게 높으면 위 점액이 분비되기 시작하고 구역질, 구토를 유발하며, 소장은 흡수면적이 넓어서 흡수는 매우 빠르며, 소장에서 흡수된 알코올은 간으로 유입된다. 또한 알코올은 소장의 비타민 B와 다른 영양분의 흡수를 방해한다.

(2) 중추신경계 미치는 영향

알코올은 중추신경계에 대해 소량에서는 흥분작용이 있으나 대체로 비특이성 억제제로서 복합적 기능을 가진 부위(망상계, 대뇌피질)에 특히 예민하게 억제적으로 작용하여 기억, 인지, 판단, 주의, 정보처리 등 사고기능, 반응시간, 운동조화, 언어 등의 장애를 야기한다. 술은 잠을 잘 들게 할 수 있으나 깊은 잠은 방해한다.

〈표 14-4〉 알코올이 대뇌에 미치는 영향

혈중농도(%)	효 과
0.05	• 사고와 판단 및 억제가 느슨해진다.
0.10	• 수의근의 운동이 눈에 뛰게 서툴러진다.
0.20	• 뇌 운동 영역이 전체적으로 억제되고, 감정조절 중추가 영향을 받는다.
0.30	• 혼동, 인사불성이 된다.
0.4~0.50	• 혼수에 빠진다.
0.5 이상	• 호흡 및 심박동 중추의 마비로 사망한다.

2) 알코올이 신체에 미치는 영향

(1) 소화기계에 미치는 영향

-, 췌장염 ; 알코올이 소장에서의 비타민 흡수를 방해하여 췌장염이나 췌장기능부전을 일으킨다. 췌장은 췌액이란 음식물의 소화액을 만들어 십이지장에 보급하여 음식을 소화시키는 곳인데 만성 췌장염의 75%가 알코올 사용 장애를 가진 사람이라는 보고가 있다. 갑자기 술을 많이 마시는 경우 구토, 설사, 심한 복통, 요통 등이 나타난다.

-, 당뇨병 ; 췌장의 기능장애로 인슐린을 분비하는 기능이 쇠퇴하여 발병한다.

-, 영양결핍 ; 알코올은 1g당 7kcal의 높은 열량을 가지고 있다. 그러나 인체에 필요한 영양소는 거의 없다. 반복적인 과음이 인체 내의 영양 균형을 잃게 한다. 소장에서 영양소와 비타민 흡수기능이 저하되어 영양 결핍으로 여러 가지 질환에 걸리기 쉽다. 장기간의 과음은 두 가지 면에서 영양 결핍을 초

래한다. 첫째는 술을 마심으로써 영양소가 골고루 들어 있는 식사를 못해 생기는 영양소 결핍, 둘째는 알코올 자체의 독소 작용으로 인해 섭취한 영양소를 인체 내에서 효과적으로 이용하지 못해 생기는 영양 결핍이다.

-, 암 ; 알코올을 오랫동안 계속해서 섭취한 사람은 일반인보다 암에 걸릴 가능성이 구강이나 인두암은 3배, 후두암은 4배, 식도암은 2배 높다. 특히 담배를 피우면서 과음하는 사람은 그렇지 않은 사람과 비교해서 150배가 높다.

(2) 간에 미치는 영향

장기간 술을 마실 경우 간이 해독작용을 할 수 없어 간세포가 파괴되고 간기능이 저하된다. 대개 사람들은 술의 종류에 따라 간에 미치는 해독이 정도가 다르다고 믿고 있지만 사실은 그렇지 않다. 술의 종류에는 별 차이가 없고, 단지 알코올을 얼마나 많은 양과 오랜 기간 마셨느냐에 따라 간에 미치는 영향도 달라진다. 일반적으로 간이 하루에 알코올을 분해하는 능력은 80g이다. 이것은 소주 2홉 1병, 맥주는 2,000cc에 해당하는 양이다.

우리나라에서는 간 손상이 술로 인해 발견되는 가장 흔한 질병이다. 알코올성 간질환은 알코올성 지방간, 알코올성 간염, 간경화, 간암 등의 간질환을 유발시킬 수 있다.

(3) 심장에 미치는 영향

-, 알코올성 심근염 ; 10년 혹은 그 이상 술을 마실 경우에 발생한다. 심장기능이 약화되어 숨이 차고 몸이 붓는 증세를 보이며 심장이 크게 확장되기도 한다. 손상이 심하지 않은 경우 단주하면 회복이 가능하다.

-, 심근경색; 심장의 근육에 영양을 공급하는 혈관이 막힘으로써 심장 근육 조직의 일부가 죽어가는 것을 말한다.

(4) 혈액에 미치는 영향

-, 혈소판 기능 저하; 술은 혈액의 응고를 돕는 혈소판의 기능을 떨어뜨린다. 따라서 혈액 응고가 잘 되지 않아 출혈이 잦고 지혈이 잘 안 된다.

-, 빈혈; 적혈구의 생성 저하로 인하여 수가 적어진 상태이다. 잦은 출혈로 인해 생긴다.

-, 면역기능 저하; 백혈구와 적혈구 생성 감소로 인하여 면역기능이 떨어져서 폐렴, 결핵 등의 다른 감염성 질환에 잘 걸린다.

(5) 신경계통에 미치는 영향

-, 알코올성 다발성 신경염; 비타민 B의 결핍으로 일어나는데, 손발이 저리고 찌르는 듯한 통증, 감각이 무디어져 걸음이 불안정하고 걷기가 힘들어진다. 더 진행되면 감각 기능이 소실되고 다리가 마비된다. 이 병에 걸리면 손보다는 발끝과 다리의 손상이 심하다.

-, 건망 또는 기억상실 증후군; 알코올로 인한 비타민 B1의 티아민 부족으로 일어나는 증후군. 특징은 오래전의 일은 잘 기억하지만 최근 일은 잘 기억하지 못한다. 여기에는 베르니케 병과 코르사코프 증후군이 있다.

-, 베르니케 병(Wernicke Encephalopathy); 비타민 B1의 결핍으로 발생한다. 안구진탕(눈동자가 좌우로 흔들리는 증상), 의식장애, 혼미, 보행실조(큰 걸음걸이를 걷거나 일어서는 데 무력함)가 나

타나며, 특히 기억력장애가 두드러진다. 합병증상으로는 정신 착란, 운동실조, 경련, 안구운동 이상 등의 신경학적 증상을 갖는다.

-, 코르사코프 증후군(Korsakoff's Syndrome) ; 베르니케 병의 뇌장애가 치료되었을 때 남게 되는 만성의 상태이나 증상으로는 최근의 기억력 결함, 방향감각, 말초신경장애, 기능장애 등을 일으킨다. 대개 진전 섬망과 함께 시작되고 수개월에서 수년 동안 지속된 후 치매로 발전한다. 특징은 기억의 손실 부분을 그럴 듯하게 꾸민 거짓말로 메우지만 그는 그것이 거짓말이 아니라 진실이라 생각한다.

(6) 뇌에 미치는 영향

술을 많이 마시면 뇌세포가 녹는다. 특별히 술은 지시, 명령 계통의 일을 담당하는 두뇌에 영향을 준다. 술은 뇌에 작용하여 생각을 느슨하게 만들고 기억력 상실, 판단력, 분별력, 방향감각, 명철과 자제력을 포함한 전반적 사고능력의 장애를 나타낸다. 그리고 운동신경의 마비, 소위 우리가 흔히 말하는 '필름 끊긴다(black out syndrome)'는 단기 기억 장애, 혼돈 등을 유발한다. 술을 마셨을 때 나타나는 흥분효과는 실제의 약리학적 흥분작용에 기인하는 것이 아니고 술이 뇌의 억제기전을 억누름으로써 비롯된 것이다.

(7) 생식기계(성)에 미치는 영향

가벼운 음주는 성적 욕구와 흥분을 증가시키는 반면, 과도한 알코올 섭취는 아래와 같은 나쁜 영향을 미친다.

-, 남성의 경우 ; 성 욕구 감퇴, 무정자증, 발기 불능, 불임, 고환 퇴화와 위축, 남성 호르몬의 저하로 인한 여성형 유방과 같은

남성의 여성화 현상을 유발할 수 있다.

-, 여성의 경우 ; 여성의 음주는 무월경, 난소 크기의 축소, 황체가 없어짐, 불임 등을 유발할 수 있다. 특히 임산부의 음주는 기형아 출산 외에도 태아의 신체적 · 정신적인 면에 나쁜 영향을 미친다.

-, 태아 알코올 증후군(FAS, fetal alcohol syndrome) ; 임신 중에 술을 마시는 산모들이 매일 5잔(150g) 이상의 술을 마시면 태아 알코올 증후군을 가진 유아를 출생할 수 있다. 이런 유아들은 고칠 수 없는 신체적 비정상과 지적장애를 가지고 태어난다. 특징은 첫째, 뇌 기형으로서, 지능이 낮고 뇌가 작으며 근육은 부드럽다. 또한 행동장애로 인해 침착하지 못하고 흥분을 잘하며 운동은 서투르다. 둘째, 신체 발육상의 특징은 발육부전이며 이미 모체 내에 있을 때 성장 지연이 시작되며 신장, 체중 모두 표준보다 뚜렷하게 낮다. 발육부전은 출생 후에도 계속된다. 셋째, 얼굴 모습의 특징으로서, 코가 납작하고 위로 향하고 있으며 미간이 넓다. 윗입술이 얇으며 인중이 뚜렷하지 않다. 넷째, 신경과 생식기의 특징은 손발의 피부와 손톱, 뼈, 흉골, 근육 등에 여러 가지 기형이 나타난다.

3) 알코올-유도성 정신장애(alcohol-induced mental disorder)

DSM-IV에서는 알코올 관련 장애를 알코올 사용 장애와 알코올 유도성 장애로 구분하고 있다. 알코올 유도성 장애란 알코올로 인한 다양한 정신적 · 심리적 장애를 말한다.

- **알코올 중독 및 알코올 중독 섬망** : 단기간 내 과음에 의해 나타

나는 정신과적 증상으로서 부적응적 행동변화를 보이며, 신경학적 증상을 보인다. 또한 성적 충동 또는 공격적 성향을 보이며, 평소의 성격이 과장 또는 억제되며, 기억장애가 수반되는 경우가 많다

- **알코올 특이성 중독**: 일반적으로 중독을 일으키지 않을 정도의 소량의 술을 마시고도 심한 부적응적 행동변화를 보이며, 그 후의 일에 대해서는 기억하지 못한다. 유발요인으로는 외상 및 뇌염에 의한 뇌손상이 가장 많으며, 이때 알코올에 대한 내성이 떨어져서 소량의 알코올에도 이상행동을 보일 수 있다.

- **알코올 금단**: 수일 이상 장기간의 지속적인 음주 중에, 갑자기 중단하거나 또는 감량했을 때 나타나는 증후이다. 수 시간 내에 거친 진전(震顫, 떨리는 증상)이 손, 혀, 안검에 나타나고, 잇따라 오심 및 구토, 무력감과 나른함, 자율신경기능 항진(빈맥, 발한, 혈압상승), 불안, 우울 또는 과민성, 기립성 저혈압 등이 나타난다 구갈증, 두통, 경한 말초 부종이나 수면장애, 악몽 그리고 형태가 명확하지 않은 환각 등이 나타날 수 있다. 이 증후는 금주 후 12~18시간 후에 나타나서 진전 섬망(delirium tremens)으로 이행되지 않는 한 5~7일 이내에 자연 소실된다. 전신형 금단 간질 발작(withdrawal seizure)이 금단 후 7~38시간 후 1~6회 나타날 수 있다. 이전에 간질 병력이 있던 경우에는 금단 발작을 일으키기 더 쉽다.

- **알코올 금단 섬망**: 장기적인 알코올 중독을 가진 사람이 갑자기 음주를 중단하거나 또는 감량했을 때 나타나는 섬망 상태를 말한다. 이때 뚜렷한 진전과 자율신경기능 항진을 보이는 심한 상태를 진전 섬망이라 한다. 입원한 알코올 중독을 가진 사람

의 5% 정도에서 이 증후를 볼 수 있고, 대체로 5 ~ 12년의 음주력을 가지고 있다. 호발 연령은 30 ~ 40대이다.

전구 증상으로 불안, 초조, 식욕부진, 진전, 공포에 의한 수면장애가 선행된다. 주 증상은 섬망이며, 그 외 진전, 자율신경 기능 항진, 망상, 환각, 안절부절 못하는 행동, 지남력장애 등을 들 수 있다. 환각은 주로 환시로서 상징적인 동물, 벌레 같은 작은 생물체들이 보이는 왜소 환각(Lilliputian hallucination)이나 괴물 등의 환시가 나타난다. 거칠고 불규칙적인 진전이 거의 대부분에서 나타나며, 경련 발작, 발열, 단백뇨 등을 볼 수 있다. 경과는 음주 중단 후 1 ~ 3일째에 시작하여 4 ~ 5일에 최고조에 달하고 다른 합병증으로는 침대에서의 추락, 도망을 시도할 때 다치거나 공포상태에서 자살, 또는 타살의 위험이 있다. 치료를 하지 않을 경우 5 ~ 15%의 사망률을 보인다. 사망은 심부전과 폐렴 등의 2차 감염에 의한 것이 많으며, Korsakoff 증후군으로 이행하는 경우도 있다.

- **알코올-유도성 정신병적 장애** : 알코올 의존이 있는 사람이 폭음을 중단 또는 감량한 후 보통 48시간 이내에 의식은 명료한 상태에서 갖가지 환청을 갖게 되는 경우를 알코올성 환각증(alcoholic hallucination, DSM-Ⅳ에서는 알코올-유도성 정신병적 장애, 환각형)이라 한다.

- **알코올성 건망장애** : 장기간에 걸친 대량 음주에 의하여 단기기억의 장애가 오는 것이 특징이며, 지속적인 과음에 의한 비타민 결핍 때문으로 본다. 신경 세포의 신경전달 과정에 중요한 효소인 티아민(thiamine)의 결핍에 의할 때 Korsakoff병이라 한다. Korsakoff병의 주 증상은 건망증(특히 선행성), 지남력장애,

작화증 및 말초신경장애 등이다. 그 외 소뇌운동 실조증, 근육병변 등의 신경학적 장애를 동반할 수도 있다. 급발성의 베르니케(Wernicke) 병에서는 정신착란, 운동실조, 안구운동 이상(안구진탕, 주시마비) 등의 신경 증상을 보이기도 한다. 수일에서 수주 사이에 회복되거나 Korsakoff병으로 진행된다. Wernicke병은 초기의 급성 상태를 말하며, Korsakoff병은 Wernicke병 이후의 만성적인 상태를 말한다.

- **알코올-유도성 지속성 치매**: 장기적인 음주와 관련되어 나타난 치매를 말하며, 35세 이전에 나타나는 경우는 드물다.
- **알코올-유도성 기분장애**: 반복된 음주에 의해 우울이나 조증이 나타난 경우이다. 수일간 과음 후에 나타나는 주요 우울병(Major depressive disorder)과 같은 우울은 금주하면 회복된다.
- **알코올-유도성 불안장애**: 급성 또는 만성 금단상태에서 불안이 나타나는 것으로서, 대개 공황장애로서 점진적으로 회복된다.
- **알코올-유도성 성기능장애**: 만성 알코올 의존의 경우에서 테스토스테론의 감소와 고환 크기의 감소 및 여성화장애, 발기부전 등이 나타나며, 여성에서는 수태능력장애 등이 합병증으로 나타난다.
- **알코올-유도성 수면장애**: 술을 마시면 쉽게 잠에 들 수는 있으나, 수면구조에는 악영향을 미쳐 깊이 잠들지는 못한다.
- **기타 알코올 관련 정신장애**: 인격장애, 그 중에서도 반사회적 인격장애와 다른 물질의 남용, 폭력과 자살 등이 나타나며, 사회적 · 직업적 장애가 나타난다.

4) 알코올 사용 장애가 가족에게 미치는 영향

- 알코올 사용 장애를 가진 사람의 가족들은 소외감과 좌절감을 느끼고, 함께 생활함으로써 배신감과 실망, 두려움을 느끼며, 마음의 고통을 겪는다.
- 알코올 사용 장애를 가진 사람의 자기중심성에 의한 고통을 겪는다.
- 알코올 사용 장애를 가진 사람의 음주행위에 대해 죄책감을 느낀다.
- 알코올 사용 장애를 가진 사람의 자녀들은 공포감, 두려움, 증오심, 죄책감, 외로움 등을 자주 느낀다.
- 집안의 안정과 평화가 깨진다.
- 신체적 학대를 받는다.
- 정서적 안정감을 받지 못한다.

5) 알코올 사용 장애가 사회에 미치는 영향

- 음주는 직장인의 업무수행능력을 양적 · 질적으로 방해하기 때문에 생산성을 저하시키는 결과를 가져온다.
- 음주자는 업무 현장에서 예상치 못하거나 방해가 되는 행동을 일으키게 됨으로써 동료직원들의 행동과 생산성을 저해하는 요인이 된다.
- 음주는 업무 현장에서 안전사고의 원인이 될 수 있다.
- 음주자의 존재는 비음주자가 음주를 하게 될 확률을 높이게 된다.
- 음주운전으로 인해 상대방의 가정을 파괴하고, 사회에 부정적인 영향을 끼치게 된다.

- 음주 후 성범죄, 가정폭력, 절도 및 강도를 하는 등의 범행을 저지르는 경우가 많다.
- 알코올 사용 장애를 가진 사람들의 자살률은 정상인에 비해서 약 60 ~ 120배 정도 높다고 한다.

6) 알코올 사용 장애의 증상

다음은 Glatt(1958)이 알코올 중독의 증상을 단계별로 제시한 것(Howard & Clinebell, 1978, p.231.에서 재인용)으로서, 많은 학자들이 각 단계별로 엄격하게 적용하기보다는 자신의 임상경험과 알코올 사용 장애를 가진 사람의 개인적인 차이를 충분히 고려하여 적용하고 있다.

〈표 14-5〉 알코올 중독의 증상

전구증상	a-해방감을 위해 때때로 마신다
	b-해방감을 위해 매일 마신다.
	c-알코올에 대한 내성 증진
진행성증상	**1-최초의 기억상실**
	2-은밀한 음주
	3-알코올 선호
	4-꿀꺽 꿀꺽 마신다.
	5-음주에 대한 죄책감
	6-음주에 대한 논의를 회피한다.
	7-기억상실 증가
중대한 위기증세	**8-음주조절능력상실**
	9-알코올 중독을 가진 사람의 변명
	10-사회적 압박감에서 회피
	11-과장된 태도
	12-공격적 행동

중대한 위기증세	13-끊임없는 가책
	14-한때 술을 끊는다.
	15-마시는 습관을 바꾼다.
	16-친구를 피한다.
	17-직장을 잃거나, 그만둔다.
	18-모든 행동을 알코올을 중심으로 한다.
	19-외부 문제에 흥미를 잃는다.
	20-자기 연민
	21-타인과 교제를 싫어한다.
	22-일시적 도피
	23-가정생활에 변화
	24-불합리한 변화
	25-알코올 보급에 대한 관심
	26-영양에 무관심
	27-입원
	28-성적욕구 감퇴
	29-질투와 의처증
	30-해장술을 마신다.
만성적 증세	**31-장취**
	32-인격의 타락
	33-사고력 장애
	34-알코올에 의한 정신병
	35-열등한 자들과 마신다.
	36-화학제품을 마신다.
	37-알코올 내성 상실
	38-막연한 공포
	39-떨림
	40-정신운동의 억제
	41-음주에 대한 강박
	42-막연한 종교적 열망
	43-구실을 못 찾는다, 완전한 패배를 인정한다.

5. 알코올 사용 장애의 치료와 예후

1) 약물치료

알코올 사용 장애의 치료는 먼저 체내의 알코올 성분이 빠져나가게 하는 해독이 필요하다. 이런 해독과정은 알코올 사용 장애를 가진 사람에게는 심리적으로 어렵고 금단증상이 발생할 수 있다. 이런 해독과정에는 비타민을 충분히 공급해야 한다. 또한 알코올 사용 장애의 재발을 방지하기 위해서 구토제, 설사제 등을 사용하여 술을 마실 경우 구토와 메스꺼움 등의 불쾌한 경험을 하게 하는 혐오치료가 도움이 된다. 해독 후 계속적인 치료요구를 사정하여 후속 치료를 계획한다.

2) 정신사회적 치료

다양한 기법들이 사용되고 있으며, 어느 한 가지가 절대적으로 우월하다고 보지는 않으며, 각 개인별로 개별화하여 알맞은 치료법을 적용하는 입장이다.

- **인지행동치료 및 사회기술 훈련(social skill training)**: 인지행동치료는 우울증을 비롯한 다양한 정신장애의 치료에 효과가 입증되고 있다. 인지행동치료는 비적응적 행동을 일으키는 인지구조를 파악하고, 이를 대체할 새로운 인지구조를 정립하고 이것을 연습함으로써 주어지는 상황에 과거보다 더 적응적인 방법으로 대처하게 하는 것이다. 알코올 사용 장애의 치료에 대해서는 목표의 설정, 자기 모니터링, 음주에 이르게 하는 사건들

에 대한 기능적 분석, 음주가 아닌 다른 대처기술의 학습 등의 단계를 밟게 된다. 대처기술의 개발에는 사회기술 훈련의 방법을 사용할 수 있는데, 대인관계의 유지, 자기주장 훈련, 술잔을 물리치는 법 등을 훈련하게 된다.

- 동기강화치료(MET, motivational enhancement therapy): 4회기의 단기 치료로, 신속히 내적으로 동기화된 변화를 이루는 것을 목적으로 한다. 초기에 다양한 도구를 적용하여 알코올 사용 장애를 가진 사람에 대한 평가가 이루어지며, 각 회기에는 우선 음주 측정을 하게 되고 여기서 음주가 밝혀지면 치료계획을 재조정한다. 가족도 같이 포함시킨다. 첫 회기에는 초기 평가의 결과에 따라 알코올 사용 장애의 문제 및 향후 계획에 대한 설명을 하여 변화를 위한 당사자의 동기를 촉발한다.

- 행동치료(behavioral therapy): 조작적 행동치료는 특정행동에 대해 긍정적·부정적 강화를 주는 원리이다. 보상으로는 물질적인 것뿐만 아니라 가족·치료진의 칭찬 등도 가능하다. 계약서가 필요할 수도 있다. 이완(relaxation)기법, 술잔거절 훈련 등과 더 적극적인 방법으로 혐오요법(aversion therapy)도 할 수 있는데 개입 기법과 효과는 다양하다.

3) 정신치료

- 개인정신치료: 알코올 사용 장애에 대해 역동 정신의학적 원인론들이 제시되었지만, 이에 초점을 맞춘 역동정신치료만으로 알코올 사용 장애가 해결되는 경우는 많지 않다. 지지적 표현치료 등 구조화된 단기 역동정신치료들이 최근 개발되었는데, 결과는 아직 평가하기에 이르다. 그러나 정신역동에 기반을 둔

치료는 다른 치료적 접근을 위해서 선행될 필요가 있다. 알코올 사용 장애를 가진 사람은 자신의 문제를 부정하거나 양가감정을 갖는 경우가 많은데, 이것을 해결해준 뒤에야 다른 행동치료적 접근이 효과가 있다는 것이다.

특히 여성 알코올 사용 장애를 가진 사람은 집단치료보다 개인적인 치료에 비교적 더 잘 반응한다는 견해가 있다. 알코올 사용 장애를 가진 사람과 상담을 할 때에는 부정과 합리화의 방어기제를 쓰고, 의존적이며, 적대감이 많고, 자기중심적이며, 우울 등 성격적인 문제를 가지고 있고, 자신이 알코올 사용 장애를 가진 사람이라는 것을 인정하지 않는 특성을 감안해야 한다. 개인치료의 목표는 자신이 알코올 사용 장애를 가진 사람이라는 것에 직면하고 수용하며 알코올이 인생 전반에 얼마나 영향을 미쳤는지 통찰력을 가지게 하고, 이를 통해 단주를 할 수 있게 된다는 것이다.

- **집단정신치료**: 알코올 사용 장애의 치료시 집단치료는 흔히 사용되는 기법이다. 다양한 종류의 집단치료가 이루어지고 있다. 알코올 사용 장애를 가진 사람의 부정(denial)에 대한 집단의 직면(confrontation), 대인관계 갈등의 문제에 대한 지적, 음주와 관계되었던 고통스러웠던 경험의 공유 등이 치료적 과정에서 일어나며, 참여하는 알코올 사용 장애를 가진 사람들은 이를 통해서 감정을 더 적응적으로 교류하는 기법을 배우고, 스트레스 및 갈망에 대처할 수 있는 동기를 강화하게 된다. 그룹은 또한 치료계획을 토론하고 재발 방지를 위한 행동계약을 모니터링하는 역할을 하며, 다른 사람의 재발을 봄으로써 자신에 대한 경계심을 강화하게 되고, 그룹의 다른 구성원이 특정 알코올 사용 장

애를 가진 사람의 재발 가능성에 대한 경고를 줄 수도 있다.

여성층과 노인에 대해서는 예외이지만, 집단치료가 실시하기에 경제적이고 집단치료 상황에서는 개인치료 상황에서 잘 이용하지 않는 모델링과 피드백 및 행동적인 리허설을 위한 기회를 제공하기 때문에 알코올 사용 장애에는 집단치료가 개인치료보다 좋다.

4) 가족치료

알코올 사용 장애로부터 벗어나려는 동기화를 시키고 회복하는 과정에서 가족의 역할은 매우 중요하다. 알코올 사용 장애를 가진 사람에 의해서 영향을 크게 받은 사람을 기술하기 위해 '공동의존'이라는 용어를 쓴다. 공동의존이라는 용어는 원래 알코올 사용 장애를 가진 사람의 배우자를 지칭했으나 이제는 알코올 사용 장애를 가진 사람의 가족 모두를 지칭하고 있다. 공동의존이라는 개념에는 낮은 자존감과 함께 나타나는 대인관계에서의 정형화된 하나의 생활유형을 의미한다. 따라서 배우자와 자녀도 치료과정에 포함시킨다. 치료의 목표는 가족 전체의 역기능적인 행동을 적응적으로 바꾸는 것이다. 이는 알코올 사용 장애를 가족의 병으로 받아들이면서 알코올 사용 장애를 가진 사람과 그 가족원들 간의 관계가 알코올 사용 장애의 진행 및 회복에 중대한 영향을 미친다는 것이 널리 인정되고 있기 때문이다.

알코올 사용 장애를 가진 사람의 부모는 자녀에 대한 관심과 주의를 기울이는 능력이 저해되어 있다. 그 결과 아이들(COA ; children of alcoholics)의 정상적 정서발달에 문제가 일어날 수 있다. 알코올 사용 장애를 가진 사람의 가정에서 성장한 아이들은 성인이 되어도 감정

노출이 어렵고, 친밀한 대인관계를 갖기 어렵다. 따라서 가족들이 갖고 있는 잘못된 개념을 인식하여 역기능적인 행동유형이 변화될 수 있도록 해야 된다. 청소년 알코올 남용자를 가진 부모에 대해서는 부모역할훈련과 이들의 비건설적인 행동에 대한 대처 방법을 교육한다.

5) 자조집단

Alcoholic anonymous(AA, 단주친목회, 단주동맹) 등 자조집단(self-help group)의 역할은 물질의존의 치료에서 중요하다. 엄격히 말해서 단주 친목은 치료기관이 아니다. 그러나 일부는 의학적 치료 없이 AA만으로도 성공하기도 하며, 의학적 치료와 병행하는 방법으로 AA가 사용될 수도 있다. AA는 24시간 접촉 가능하며, 알코올 의존에서 회복된 금주 상태의 동료들과의 만남의 기회를 제공한다. 이를 통해서 음주하지 않고도 사회기능을 할 수 있는 방법을 배우며, 선배들의 조언 및 그들의 성공에 대한 학습을 통해서 회복의 모델을 제시받는다. 또한 단주교본의 학습을 하기도 한다. AA는 전 세계적인 조직이지만 중앙에서 통제되는 것은 아니며, 따라서 각 집단별로 문화가 크게 다를 수 있다. 공통적으로 가지고 있는 규범으로 12단계가 있는데, 금주에 이르기까지의 단계적 자세의 변화를 규정하고 있다. 오만함을 버리고 위대한 힘에 자신을 맡김으로써 금주할 힘을 얻으며, 음주를 도덕적 결함으로 인정하고 음주와 관련되어 저질렀던 자신의 과오를 반성하는 등의 단계로 구성되어 있어서 의학적 모델의 접근과는 큰 차이가 있지만, 동기화가 잘 되어 있는 알코올 사용 장애를 가진 사람에게는 의학적 모델이 줄 수 없는 확신을 줄 수 있다. 이외에 알코올 사용 장애를 가진 사람의 배우자를 위한 Al-Anon, 10대

자녀들을 위한 Al-ateen 등의 자조집단도 세계적인 조직을 가지고 있다.

6) 재활치료

치료는 타인의 강요에 의해 시작되는 경우가 대부분이므로 많은 알코올 사용 장애를 가진 사람들이 술을 마시고 싶은 욕구로 인해 계속 갈등을 겪는데, 이러한 갈등은 치료에서 꼭 다루어져야 하며, 치료받고자 하는 동기를 강화하는 데 중점을 두어야 한다. 알코올 사용 장애를 가진 사람들은 자신의 건강에는 문제가 없다고 자신하거나 자신과 관련된 문제들에 대해서는 부정하고 합리화하는 반면에 특히 감정적 교류가 많은 가족들과 같은 주변 사람들에 대해서는 비판적이어서 자신의 문제를 남의 탓으로 돌리려고 하는 특징이 있다. 따라서 알코올 사용 장애를 가진 사람에게는 술로 인한 증상과 객관적인 현실을 인식시키고, 알코올 사용 장애를 가진 사람 스스로가 자신은 술에 대해 무기력하고 조절능력이 없음을 인정하도록 해야 한다. 그리고 알코올 사용 장애가 병이라는 사실과 이것이 어떤 병인지, 그리고 이 병에서 회복되는 유일한 길은 술을 완전히 끊는 것밖에 없다는 것을 알코올 사용 장애를 가진 사람과 가족들이 깨달아야 한다. 또한 알코올 사용 장애를 가진 사람은 음주문제가 생기기 전부터 만족스러운 대인관계를 성취하는 데 실패하였고, 술을 마시지 않는 친구는 없으며, 중요한 사람과의 관계는 손상을 입었거나 상실되어 있는 등 주변에 자신을 이해하고 격려해 주는 사람이 없어진다. 적절한 사회적 지지는 알코올 사용 장애의 재발을 방지하므로, 사회적 지지체계를 새롭게 조직해 두어야 한다.

음주에 대한 잘못된 생각

- **술은 음식이나 음료일 뿐이다.** : 술은 식품의 하나이나 다른 음식과는 달리 인간의 뇌(중추신경계)에 영향을 미치고 중독성이 있다. 따라서 중독될 경우 마약과 같이 끊기가 쉽지 않고, 정신과 치료를 받아야 한다.
- **술이 인체에 미치는 영향은 모든 사람에서 같다.** : 술에 대한 대사 능력, 신체 상태 등이 사람마다 다르므로 술에 의한 영향은 모든 사람에서 다르게 나타난다. 같은 사람이라도 술의 종류, 분위기, 신체 상태에 따라 매번 다르게 나타난다. 따라서 술을 강제로 권하는 것은 바람직하지 않다.
- **술을 마시면 얼굴이 빨개지는 것은 건강하다는 의미다.** : 술에 들어있는 알코올은 신체에서 분해되어 아세트알데히드로 변하고 다시 산으로 변해 몸 밖으로 배설된다. 아세트알데히드를 분해시키는 효소가 부족할 경우 아세트알데히드가 쌓여 술을 조금만 마셔도 얼굴이 빨개진다. 아세트알데히드는 숙취를 일으키고 신체 여러 장기를 손상시키는 것으로 알려져 있다. 따라서 술을 마시면 얼굴이 빨개지는 사람은 술로 인해 건강이 쉽게 상할 수 있으므로 주의해야 한다.
- **해장술과 사우나는 숙취에 좋다.** : 한 번 술을 마셨다면 적어도 2~3일 정도는 술을 마시지 말아야 간세포가 다시 정상으로 회복된다. 따라서 술로 인해 간세포가 손상된 상태에서 다시 술을 마시면 간세포 손상이 더욱 커진다. 또한 술을 마신 뒤에 뜨거운 물로 목욕을 하거나 사우나를 하는 것은 피하는 것이 좋다. 특히 사우나를 하면 남아있는 알코올이 땀으로 배설되면서 수분이 함께 빠져 나와 심한 탈수가 나타날 수도 있다.
- **술잔을 돌려가며 먹는 것이 친목에 좋다.** : 술잔을 돌리는 것은 침을 통해 간염을 다른 사람에게 옮길 수 있고 내가 간염에 걸릴 수도 있다. 우리나라 성인의 경우 간염 바이러스를 가진 사람이 많으므로 이는 특히 위험하다. 또한 술잔을 돌리는 것은 과음의 원인이 되기도 한다. 따라서 자신의 잔으로 자신의 주량에 따라 마시는 음주문화를 정착시켜야 한다.

7) 예후

예후는 일반적으로 좋지 않다. 점차 심신의 몰락을 가져오는 경우도 있고, 현상 유지의 형태로 인생의 끝까지 가는 수도 있고, 한때는 많이 마시다 한때는 금주하는 기복형도 있다. 안정된 가정과 직업이 있고 가족력이 없으며, 정신병리가 적을수록 예후가 좋다고 한다.

대체로 치료와는 관계없이 46 ~ 87%는 계속 음주, 8 ~ 39%는 금주, 0 ~ 33%는 증상이 없는 음주가가 된다.

참 고 문 헌

김윤희 · 이광자 외, 2001, 『정신간호총론』, 서울 : 수문사.

강영심 역, 2000, 『자폐증의 진단과 치료』, 서울 : 도서출판특수교육.

권석만, 2000, 『우울증』, 서울 : 학지사.

김규수, 1999, 『정신보건사회사업실천론』, 서울 : 형설출판사.

_____, 1991, 『의료사회사업론』, 서울 : 형설출판사.

김규수 · 김인숙 · 박미은 · 박정위 · 설진화 · 우국희 · 홍선미 역, 2002, 『인간행동과 사회환경』, 서울 : 나눔의집.

김혜련 · 신혜섭, 2001, 『정신건강론』, 서울 : 학지사.

나동석 · 서혜석 · 이대식 · 곽의향 · 김미혜, 2008, 『정신건강론』, 경기 : 양서원.

대한신경정신의학회, 2005, 『신경정신의학』, 서울 : 중앙문화사.

류종훈, 2004, 『최신정신건강론』, 서울 : 청목출판사.

민성길 외, 2006, 『최신정신의학』, 서울 : 일조각.

박선환 · 박숙희 · 이주희 · 정미경 · 김혜숙, 2008, 『정신건강론』, 경기 : 양서원.

박승희 역, 2007, 『정신지체 개념화 : AAMR 2002년 정신지체 정의, 분류, 지원체계』, 서울 : 교육과학사.

백은희, 2005, 『정신지체 이해와 교육』, 서울 : 교육과학사.

신현기, 2006, 『정신지체 : 역사적 관점 ,현재의 동향, 그리고 미래의 방향』, 서울 : 시그마프레스.

안범희, 2000, 『성격심리학』, 서울 : 하우기획출판.

원호택, 2006, 『이상심리학 시리즈』, 서울 : 학지사.

이근후 외, 1995, 『정신장애의 진단 및 통계편람(DSM-IV)』, 서울 : 하나의학사.

이영실 · 이윤로, 2008, 『정신건강론』, 서울 : 창지사.

이영호, 2007, 『정신건강론』, 경기 : 학현사.

이정균 외, 2000, 『정신의학』, 서울 : 일조각.

이형영, 1992, 『정신의학(총론)』, 광주 : 전남대학교 출판부.

임승권, 2002, 『정신위생』, 경기 : 양서원.

참고문헌

임창재, 2006, 『정신건강』, 서울 : 형설출판사.

_____, 2005, 『교육심리학』, 서울 : 학지사.

_____, 1997, 『정신위생심리』, 서울 : 형설출판사.

조대경 · 이관용 · 김기중, 1994, 『정신위생』, 서울 : 중앙적성출판사.

조추용, 2002, 『치매, 예방과 케어』, 서울 : 창지사.

홍숙기, 1998, 『젊은이의 정신건강』, 서울 : 박영사.

홍준표 외, 2001, 『건강 길잡이』, 서울 : 신성문화사.

김승업, 1997, 『치매, 알츠하이머병』, 서울 : 삶과 꿈.

배오성, 2001, 『치매 알면 치매 이긴다』, 서울 : 가림출판사.

Allport, G., 1965, *Letters from Jenny*, New York : Harcourt, Brace & World.

American Psychiatric Association, 1994, *Diagnosis and Statistical Manual of Mental Disorders(4th ed.)*, Washington, DC : Author.

Bernard, G., 1968, *Sense Relaxation*, New York : Collier.

Bloom, B. L., 1984, *Community mental health : A general introduction*, Monterey, CA : Brooks/Cole.

Brown, C.V., 1995, "Empowerment in Social Work Practice with Older Women", *Social Work*, 40(3), 358-364.

Folstein, S.E., & Rutter, M.L., 1987, "Autism : Familial aggression and genetic implications", In Sehopler, E., & Mesibov, G.B., eds., *Neurobiological issues in autism*, New York : Plenum Press, 83-105.

Glatt, M.M., 1958, "Group Therapy in Alcoholism", *The British Journal of Addiction*, Vol. LIX, No.2 (January).

Howard, J., & Clinebell, Jr., 1978, Understanding and Counseling the Alcoholic, Nashville, Tennessee : Abingdon.

Jahoda, M., 1958, *Current Concepts of Positive Mental Health*, New York : Basic Books Inc.

Kanner, L., 1943, "Autistic Disturbance of Affective Contact, Recurrence, Morbidity and the Need for Maintenance Treatment", *Rhode Island Medicine*, 76, 381-386.

Lazarus, R.S., 1976, *Patterns of Adjustment(3rd ed.)*, New York : McGraw-Hill.

Lazarus, R.S., 1974, *The Riddle of Man*, Englewood Cliffs, N.J. : Prentice-Hall.

Lazarus, R.S., & Folkman, S., 1984, *Stress, Appraisal, and Coping*, New York : Springer-Verlag.

Leashore, B.R., 1995, "African Americans Overview", *Encyclopedia of Social Work 19th*, NASW, 112-113.

McQuaide, S., & Ehrenreich, J.H., 1997, "Assessing Clients strengths", *Families in Society*, March/April, 201-212.

Offer, D., & Sabshin, M., 1966, *Normality : Theoretical and clinical concepts of mental health*, New York : Basic Books.

Quick, J.C., & Quick, J.D., 1984, *Organizational Stress and Preventive Management*, New York : McGraw-Hill.

Romas, J.A., & Sharma, M., 1995, *Practical Stress Management*, Boston : Allyn & Bacon.

Ryan-Wenger, N.M., 1992, "A Taxonomy of Children's Coping Strategies : A Step Toward theory Development", *American Journal of Orthopsychiat*, 62(2), April, 256-263

Saleebey, D., 1996. "The Strengths Perspective in Social Work Practice : Extensions & Caution", *Social Work*, 41, 296-305.

Satir, V., 1972, *Peoplemaking*, Palo Alto, CA : Science and Behavior Books.

Seaward, B.L., 1994, *Managing Stress*, Boston : Jones and Bartlett.

Seyle, H., 1956, *The Stress of Life*. New York : McGraw-Hill.

Seyle, H., 1950, "Diseases of adaptation", *Wisconsin Medical Journal*, 49(6).

Weick, A., 1992, "Building a Strengths Perspective for Social Work", In Saleebey, D., eds., *The Strengths Perspective in Social Work Practice*, New York : Longman, 18-26.

찾 아 보 기

(ㅊ)

(ㅋ)

저 자 약 력

설 진 화(薛鎭華)
대구대학교 사회복지학과 학사, 석사, 철학박사(사회복지방법론 전공)
현, 동국대학교 사회복지학과 교수

■ 주요저서 ■

사회복지행정실무(공저, 2002), 인간행동과 사회환경(공역, 2002), 사회복지현장실습(공저, 2003), 사회복지조사방법론(공저, 2003), 사회복지실천기술론(2008) 외 다수.

■ 주요논문 ■

퇴원한 정신분열병 환자와 가족에 대한 지역사회복지관에서의 단기가족교육 프로그램의 효과(2004)
정신지체 장애아 부모들의 역량강화를 위한 부모교육프로그램의 효과(2005)
노인복지시설에서의 클라이언트 폭력과 사회복지사의 인식에 관한 연구(2006)
통합보육의 경험 유무에 따른 보육교사의 통합보육에 대한 인식(2007) 외 다수.

정신건강론

1판 1쇄 인쇄 2016년 1월 10일
1판 1쇄 발행 2016년 1월 15일

저　　자 - 설 진 화
발 행 인 - 강 철 원
발 행 처 - 양 성 원
주　　소 - 경기도 고양시 일산서구 송산로 18(구산동)
전　　화 - 031-912-3301(代)
팩　　스 - 031-912-3304
이 메 일 - tnwpub@naver.com
출판등록 - 2015년 8월 31일 제 2015-000211 호

ISBN 979-11-87118-02-2

정가 17,000원